Heike Plitt
Mentalisierungskompetenz für Paare

Therapie & Beratung

Heike Plitt

Mentalisierungskompetenz für Paare

Neue Impulse für Therapie und Beratung

Psychosozial-Verlag

Bibliografische Information der Deutschen Nationalbibliothek
Die Deutsche Nationalbibliothek verzeichnet diese Publikation
in der Deutschen Nationalbibliografie; detaillierte bibliografische Daten
sind im Internet über http://dnb.d-nb.de abrufbar.

Originalausgabe

E-Mail: info@psychosozial-verlag.de
www.psychosozial-verlag.de

Umschlagabbildung: Paul Klee, *Marionetten (bunt auf schwarz)*, 1930
Umschlaggestaltung und Innenlayout nach Entwürfen von Hanspeter Ludwig, Wetzlar
ISBN 978-3-8379-2962-1 (Print)
ISBN 978-3-8379-7650-2 (E-Book-PDF)

Inhalt

Vorwort

»Urteile nie über einen anderen, bevor Du nicht einen Mond lang in seinen Mokassins gelaufen bist«, so lautet ein altes Sprichwort der Indianer aus Nordamerika. Die Perspektive des anderen einnehmen, sich in ihn hineinversetzen – das ist für das Gelingen einer Paarbeziehung zentral, aber auch ziemlich schwierig. Bildlich gesprochen gestaltet sich das häufig etwa so, als wenn eine Frau einen Berg in den »Quadratlatschen« ihres Mannes und ein Mann ihn in den Stöckelschuhen seiner Frau besteigen müsste. Nicht selten kommt es zudem vor, dass der eine den anderen erst gar nicht in seinen Schuhen gehen lassen möchte – wer gibt denn auch gerne freiwillig seine Schuhe einem anderen und lässt sich so »in die Karten« gucken? Und auch wenn das Laufen in den Schuhen des anderen gelingt, ist das Erleben zweier unterschiedlicher Personen in den gleichen Schuhen niemals identisch. Eine Sicherheit, dass das, was man aus der Perspektive des anderen denkt, auch für diesen stimmt, gibt es nicht. Viele Paarberater predigen dann immer: reden, reden, reden. Die gemeinsame Kommunikation sei der Schlüssel für das Gelingen einer Paarbeziehung. Das stimmt sicherlich, doch wie kann ich dem Partner[1] erklärbar machen, warum mich dies oder jenes jetzt verletzt hat oder warum ich auf die eine oder anderen Weise reagiere, wenn ich das selbst nicht so genau weiß? Um seinen eigenen Standpunkt und seine Motivationsgründe erklären und mitteilbar machen zu können, bedarf es eines Zugangs zu sich selbst. Welche Schuhe trage ich da eigentlich gerade und warum? Warum ziehe ich sie eigentlich immer noch an, auch wenn sie unbequem oder gar schon abgelaufen sind? Häufig erlebe ich Paare, bei denen einer beklagt, dass er sich alleine um den Haushalt, die

1 Im Folgenden wird aus Gründen der leichteren Lesbarkeit und entsprechend der Lesegewohnheit immer nur die männliche Form »Partner«, »Therapeut«, »Berater« etc. verwendet. Die weibliche Form ist dabei aber selbstverständlich immer mit eingeschlossen.

Finanzen oder die Kinder kümmern müsse. Die Frage, warum er sich dazu entschieden habe, das so zu machen, bringt meistens eine Irritation. Damit sich ein Paar seiner Kommunikations- und Verhaltensmuster bewusst wird, bedarf es des Hineindenkens und Hineinfühlens sowohl in den anderen als auch in sich selbst. Hinzu kommt das Hineindenken in die Paarbeziehung als gemeinsames Drittes. Es sind Mentalisierungskompetenzen nötig, die sich auf empathische Einfühlungen in den anderen, auf eine achtsame Wahrnehmung des eigenen inneren Zustandes und die Paardynamik beziehen.

Paare stoßen nicht selten da an ihre Grenzen, wo der Zugang zu den eigenen Bedürfnissen und das Einfühlungsvermögen in den anderen erschwert sind. Sie können in einer mentalisierungsunterstützenden Therapie und Beratung erfahren, dass sie in ihrer Beziehung nicht nur ein Spielstein sind, sondern selbst aktiv mitspielen, und dass innerhalb einer Paarbeziehung ein erheblicher Spielraum vorhanden ist, der von jedem veränderbar und individuell gestaltet werden kann. Dabei kann wieder Spielfreude und Lebendigkeit in der Beziehung entstehen.

Die Verbesserung der Mentalisierungsfähigkeit ist dabei Kernpunkt in Paarprozessen. Um es zu konkretisieren: Mit mentalisieren ist die Fähigkeit gemeint, sich selbst von außen und andere von innen zu betrachten. Paare mentalisieren, wenn die Partner sich darum bemühen, die inneren Zustände, Wünsche und Bedürfnisse des jeweils anderen zu verstehen, und wenn sie Hypothesen darüber entwickeln, was den anderen zu seinem Verhalten motiviert haben könnte. Mentalisieren schließt aber auch die Fähigkeit mit ein, darüber nachdenken zu können, warum man etwas Bestimmtes über den anderen denkt, und nachvollziehen zu können, welche Bedürfnisse das eigene Verhalten motivieren. Beides, sowohl die Sicht auf sich selbst als auch das Einfühlen in den anderen, ist nötig, um Missverständnisse in einer Partnerschaft aufdecken zu können und ein kohärentes Bild von sich selbst, dem anderen und der gemeinsamen Partnerschaft als Drittem entwickeln zu können.

Die Motivation, mich mit Mentalisierungsprozessen in der Beratung und Therapie mit Paaren zu beschäftigen, rührt ursprünglich aus meiner klinischen Arbeit mit Borderline-Patientinnen. Hier bin ich erstmals mit der Mentalisierungsbasierten Therapie (MBT) in Kontakt gekommen. Die mentalisierungsunterstützenden Haltungen und, plakativ formuliert, »das Denken über das Denken« habe ich dabei so verinnerlicht, dass ich es – ohne zunächst darüber nachzudenken – mehr und mehr auch in meiner

Beratungstätigkeit mit Paaren übernommen habe. Nach und nach habe ich bemerkt, dass ich Paare immer häufiger dazu motiviere, darüber nachzudenken, was der andere denken und fühlen könnte, und zu hinterfragen, warum das gedacht wird, was der andere denken könnte. Mein eigenes Denken als Beraterin und dessen Einfluss auf den Beratungsprozess habe ich mehr und mehr reflektiert. In meiner Tätigkeit mit Paaren verstehe ich mich mittlerweile als Mentalisierungsresonator und versuche, das Mentalisierungssystem des Paares wieder in Schwingung zu bringen, sodass zwischen den Partnern wieder eine Resonanz entstehen kann. Damit es zur Resonanz, also einem gegenseitigen Mittönen in einer Paarbeziehung kommt, bedarf es sowohl des Schwingens der einen als auch des Schwingens der anderen Person. Als Beraterin und Therapeutin kann ich dem Einzelnen als Resonanzkörper zur Verfügung stehen, um die Schwingung so zu verstärken, dass schließlich – auch ohne mich – ein gegenseitiges Mitschwingen bei dem Paar möglich wird und Paarresonanzen entstehen.

Vor dem Hintergrund der Frage nach der Bedeutung der Mentalisierung in der Therapie und Beratung[2] mit Paaren beziehe ich mich in diesem Buch vor allem auf Forschungsliteratur, die entsprechend dem aktuellen psychoanalytischen Konzept in Bezug auf intersubjektive Prozesse des Mentalisierens von Bedeutung ist. Für den wenig erforschten Bereich des Mentalisierens bei Paaren fließen Fallvignetten aus der eigenen Beratungspraxis mit ein.

Im ersten Kapitel gehe ich zunächst darauf ein, was unter »Mentalisieren« im derzeitigen Kontext der Forschung verstanden wird. In diesem Zusammenhang beschreibe ich Grundzüge des Mentalisierungskonzepts (Fonagy & Target, 2004).

Beobachtungen der Interaktion aus der Säuglings- und Kleinkindforschung (z.B. Stern, 1996; Dornes, 1993; Papoušek & Papoušek, 1999; Friedlmeier & Holodynski, 1999) liefern grundlegende Erkenntnisse zum Erwerb der Mentalisierungsfähigkeit. Im zweiten Kapitel gehe ich auf die

2 In den folgenden Ausführungen wird zwischen den Begriffen Therapie und Beratung immer wieder gewechselt, um deutlich zu machen, dass beide Kontexte gemeint sind. Der Begriff Therapie wird schließlich im Praxisteil vollständig durch den Begriff Beratung ersetzt, da dies der mentalisierungsunterstützenden Haltung, dem Paar auf Augenhöhe zu begegnen und in seinem Selbstexpertentum ernst zu nehmen, eher entspricht. Weniger geht es dabei um Therapie im Sinne eines Heilverfahrens »im Gesundheitswesen – also dort, wo implizit und explizit Menschen als ›gesundheitlich gestört und behandlungsbedürftig‹ angesehen werden« (Schlippe & Schweitzer, 2012, S. 31).

Bindungsqualität als Basis der Mentalisierungsfähigkeit und die Affektspiegelung als Bedingung der Mentalisierungsfähigkeit ein. In diesem Kontext lege ich Zusammenhänge zwischen epistemischem Vertrauen und Mentalisierung dar (vgl. Wilson & Sperber, 2012; Fonagy & Allison, 2014) und beschreibe die Auswirkungen möglicher Fehlentwicklungen beim Erwerb der Mentalisierungsfähigkeit (vgl. Dornes, 2004; Fonagy & Target, 2006).

Im dritten Kapitel setzte ich diese Grundlagen in Bezug zum Mentalisieren bei Paaren. Dazu gehe ich auf die unterschiedlichen Dimensionen des Mentalisierens sowie auf Einflussfaktoren auf die Mentalisierungsfähigkeit ein. Ich beschreibe das stressabhängige Schaltmodell der Mentalisierung (Luyten et al., 2011), das eine Verknüpfung von Stress und Bindungsaktivierung zu expliziter beziehungsweise impliziter Mentalisierung herstellt, und entwickle einen Informationsdefizit-Kreislauf des Mentalisierens für Paare. In diesem Kapitel wird nicht nur der Zusammenhang zwischen Sexualität und Mentalisierung, sondern auch die triadische Dimension des Mentalisierens deutlich.

Schließlich wird im letzten Kapitel eine Brücke zwischen dem theoretischen Hintergrundwissen zum Mentalisieren und der praktischen Bedeutung des Mentalisierens im therapeutischen und beraterischen Kontext mit Paaren geschlagen. Dazu trage ich Möglichkeiten zusammen, wie ein Paartherapeut zur Verbesserung der Mentalisierungsfähigkeit beitragen kann. Bei diesen Überlegungen beziehe ich Techniken und Haltungen aus der Mentalisierungsbasierten Therapie (MBT) (vgl. Bateman & Fonagy, 2018; Schultz-Venrath, 2013) mit ein und beschreibe, wie sie im Hinblick auf den Therapie- und Beratungskontext mit Paaren modelliert und weiterentwickelt werden können. Auch die Musik als besonderes Medium, um implizite Mentalisierungsprozesse aufzuspüren und Mentalisierungskompetenzen in der Therapie und Beratung für Paare zu erweitern, findet hier ihre Erwähnung.

1 Mentalisieren – was ist das?

> »Normalerweise schauen einen die Leute an, wenn sie mit einem reden. Ich weiß, dass sie dann überlegen, was ich wohl denke, aber ich weiß nicht, was sie denken. Das ist so, als wäre man in einem Raum mit Einwegspiegeln, wie sie im Spionagefilm vorkommen« (Haddon, 2006, S. 37),

so der Protagonist Christoper aus dem Buch *Supergute Tage oder die sonderbare Welt des Christopher Boone*[3]. Christopher werden autistische Persönlichkeitszüge nachgesagt, die Fähigkeit zu mentalisieren scheint ihm gänzlich zu fehlen.[4] Aber was macht diese Fähigkeit aus, wie wird der Begriff »Mentalisieren« verstanden und in welchem Zusammenhängen wird er verwendet? Versuchen wir zunächst, Antworten auf diese Fragen zu finden.

1.1 Mentalisieren – ein alltagsferner Begriff

Der Begriff »Mentalisieren«[5] ist in der Alltagssprache kaum gebräuchlich. Im Deutschen Wörterbuch lassen sich lediglich die Worte »mental«, im Sinne von »den Geist, Verstand betreffend« und »Mentalität« finden. Der Begriff »Mentalität« umfasst eine »Geisteshaltung« sowie »Denk- und Handlungsweisen« (Deutsches Wörterbuch, 1996, S. 759). Denken

---

3 Englischer Originaltitel: *The Curious Incident of the Dog in the Night-time.*

4 Seit Baron-Cohen und Kollegen (1985) wird von einem Zusammenhang zwischen Autismus und fehlender Mentalisierungsfähigkeit ausgegangen.

5 Im Kontext des Mentalisierungskonzepts werden »Mentalisieren« und »Mentalisierung« meist synonym benutzt, wobei das substantivierte Verb hier nach Asen & Fonagy (2010, S. 239) besser erfasst, »dass wir es weniger mit einem festen Bewusstseinszustand oder einem ›Resultat‹, sondern mit einer unmittelbar in der Gegenwart ablaufenden Aktivität zu tun haben«.

und handeln werden hier als miteinander verknüpft verstanden. »Mentalität« wird als »(die einem bestimmten Einzelnen oder einer Gruppe eigene) Art zu denken und zu fühlen« (Duden, 2010, S. 649) beschrieben. Mentalität ist demzufolge nicht nur eine Denk- und Handlungsweise, sondern auch eng mit dem Fühlen verknüpft und mit den Worten »Einstellung«, und »Gesinnung‹« verbunden.

Das Wort »Mentalisieren« hat seinen Ursprung in dem lateinischen Adjektiv »mentalis«, was so viel bedeutet wie »geistig, in Gedanken, in der Vorstellung vorhanden« (Duden, 2006, S. 521). Das Wort »mentalis« leitet sich wiederum vom lateinischen Wort »mens (mentis)« ab. »Mens (mentis)« bedeutet neben Denktätigkeit, Verstand und Vorstellung in erster Linie Sinn. Mit dem Mentalisieren bekommt etwas einen Sinn; dem, was wahrgenommen wird, wird Sinn gegeben. Das Wort »Sinn« lässt sich auf mindestens drei verschiedene Weisen gebrauchen (vgl. Deutsches Wörterbuch, 1996, S. 1070):

- Zum einem ist »Sinn« das Vermögen, etwas wahrzunehmen und zu fühlen. Im direkten Zusammenhang damit steht eine innere Neigung beziehungsweise eine gefühlsmäßige Bindung. Das veranschaulicht beispielsweise die Redewendung »Er hat keinen Sinn dafür«.
- Zweitens bezeichnet »Sinn« den geistigen Gehalt beziehungsweise Inhalt einer Sache. So kann man beispielsweise »den Sinn einer Sache verstehen oder nicht verstehen«.
- Drittens schließlich kann mit »Sinn« ein Nutzen oder Zweck angegeben werden. So zum Beispiel in der Wendung »Es hat keinen Sinn, darüber nachzudenken«.

Mentalisieren ist demnach eine sinnstiftende Tätigkeit, die sowohl die Komponente: etwas wahrnehmen und fühlen als auch die Komponente: den Gehalt und den Zweck einer Sache erfassen enthält.

Die ursprüngliche Bedeutung von »Sinn« ist »Gang, Reise, Weg« (Duden, 2006, S. 770). Hier lässt sich eine Bewegung beziehungsweise Gestik wiederfinden. Man bleibt also nicht an einer Stelle stehen, sondern bewegt sich immer weiter fort. Lernprozesse sind ohne Sinnestätigkeit nicht vorstellbar. Sinnestätigkeit hat somit Erkenntnisqualität. Schon die Frühaufklärer haben zwei Weisen des Erkennens und der Zuwendung zur Welt unterschieden. Zum einen die wissenschaftliche und zum anderen die ästhetische, welche über die Sinne geht und nicht objektiv, sondern einfühlend und mitleidend ist (vgl. Otto, 1992, S. 7).

In Bezug auf das Mentalisieren halten wir fest: Mentalisieren ist ein dynamischer Prozess, der über die reine Wahrnehmung hinausgeht, im Bezug zum Gegenüber Erkenntnisqualität besitzt und Lernprozesse in Gang setzt.

1.2 Mentalisieren in der Psychoanalyse – ein gängiger Begriff

Die Bedeutung des Mentalisierens wurde in der psychoanalytischen Literatur erstmals von der Ecole Psychosomatique de Paris (u.a. Marty, 1991; Luquet, 1981) beschrieben. Wurde das Mentalisieren hier in Bezug auf den innerpsychischen Nutzen betrachtet, so hat die Londoner Forschungsgruppe um Peter Fonagy und Mary Target schließlich ein Mentalisierungskonzept entwickelt, in dem der intersubjektive Prozess des Mentalisierens in den Fokus gerückt ist (vgl. Fonagy, 1989; Fonagy & Target, 2002, 2006; Allen et al., 2011). In Anlehnung an die Theory-Of-Mind wird Mentalisieren im Mentalisierungskonzept als Fähigkeit definiert, dem anderen zuschreiben zu können, was dieser denken könnte. Darüber hinaus schließt die Mentalisierung die Fähigkeit mit ein, wiederum darüber nachdenken zu können, wie diese Zuschreibung zustande kommt; warum man also das denkt, was der andere denken könnte. Anders ausgedrückt: Man unterstellt dem anderen mentale Zustände und kann sich diesen Prozess denkend erschließen. Man betreibt damit Metakognition, bei der man den anderen von innen und sich selbst von außen betrachtet. Konkret ist Mentalisieren in diesem Kontext die Fähigkeit, »sich auf die inneren ›mentalen‹ Zustände (Gedanken, Wünsche, Bedürfnisse, Überzeugungen etc.) von sich selbst und anderen zu beziehen, diese als dem Verhalten zugrundeliegend zu begreifen und darüber nachdenken zu können« (Euler & Schultz-Venrath, 2014, S. 40). Grundgedanken zum Mentalisieren finden sich in der Psychoanalyse bereits in Begriffen wie »Containing«, »projektive Identifizierung«, »Gegenübertragung« oder »empathisches Verstehen«. Im Gegensatz zur Empathie schließt das Mentalisieren die Fähigkeit zur Selbstbeobachtung und Selbstreflexion mit ein (vgl. Breithaupt, 2013).

Das Konzept der Mentalisierung ist ein psychodynamisches Modell, das Elemente aus der intersubjektiven Psychoanalyse, der Affektforschung und den Neurowissenschaften miteinbezieht. Das Mentalisierungskonzept nimmt die Mentalisierungsfähigkeit in den Fokus der Betrachtungen und verbindet die Theory-Of-Mind-Forschung (z.B. Astington, 2000; Mitchell,

1997) mit der Bindungsforschung (Bowlby, 1958, Ainsworth, 1968). Im Unterschied zur Theory-Of-Mind handelt es sich beim Mentalisierungskonzept um ein dynamisches Modell, in dem mentalisierte Affekte stärker betont werden und das Mentalisieren zudem in Abhängigkeit zur frühkindlichen Bindungsqualität betrachtet wird. Grundlegend für das Mentalisierungskonzept ist, dass die Bezugsperson ihr intentionales Erleben in Bezug auf das Kind, das heißt, wie sie die Gefühle und Absichten des Kindes versteht, dem Kind contained als markierte Spiegelung zur Verfügung stellt. Das Kind internalisiert das Erleben der Bezugsperson und kann nach und nach ein Bild von seinem eigenen subjektiven Zustand entwickeln und innere Repräsentanzen bilden. »›Ich denke, also bin ich‹ reicht also als psychodynamisches Modell für die Geburt des Selbst nicht aus; ›Sie denkt mich als denkend und also existiere ich als denkendes Wesen‹ kommt der Wahrheit [...] näher« (Fonagy, 1998, S. 366).

Die Kerninhaltspunkte des Mentalisierungskonzepts – Emotionsregulation, Affektspiegelung und das Bilden innerer Repräsentanzen im intersubjektiven Austausch – sind keine neuen Phänomene in der Psychotherapie oder Beratung. Schultz-Venrath spricht in Bezug auf das Mentalisierungskonzept von einem Gestaltwechsel in der Psychotherapie, bei dem schon vorhandene Wissensbausteine durch einen anderen Rahmen neu miteinander in Beziehung gesetzt werden (vgl. Schultz-Venrath, 2011, S. 82). Es lassen sich Verbindungen des Mentalisierungskonzepts zur klientenzentrierten Therapie, zur Kognitiven Verhaltenstherapie und zu achtsamkeitsbasierten Ansätzen finden. Unter anderem in der Technik, zirkulär zu fragen (durch die explizit das Mentalisieren des inneren Zustands des anderen herausgefordert wird), zeigen sich zudem Verbindungspunkte zur Systemischen Therapie. Der Bezug des Mentalisierens zum Spiegelneuronensystem (Rizzolatti & Craighero, 2004) wird in der neuronalen Voraussetzung der Empathie- und Internalisierungsfähigkeit deutlich.

Vor dem Hintergrund des Mentalisierungskonzepts ist die Mentalisierungsbasierte Therapie (MBT) entstanden, die mittlerweile ein verbreitetes evidenzbasiertes Verfahren ist, das von Bateman und Fonagy (1999, 2008) speziell für die Psychotherapie von Menschen mit einer Borderline-Störung entwickelt wurde. In der Mentalisierungsbasierten Therapie (MBT) sind die Interventionen auf die Unterstützung der Mentalisierungsfähigkeit hin ausgerichtet. Die MBT wurde mittlerweile unter anderem auch in der Behandlung von Depressionen (Staun et al., 2011), Schizophrenien (Brent, 2009; Sachs & Felbsberger, 2013) und Essstörungen (Skårderud,

2007) erprobt. In den letzten Jahren hat sich das psychoanalytische Konzept der Mentalisierung zu einem dynamischen und multidimensionalen Konstrukt weiterentwickelt und zunehmend an Bedeutung und Bekanntheit gewonnen (vgl. Schultz-Venrath, 2013; Taubner, 2015; Bolm, 2015; Allen & Fonagy, 2016; Batemann & Fonagy, 2018).

Über die Psychotherapie hinaus hält das Mentalisierungskonzept inzwischen auch in Handlungsfeldern wie beispielsweise der Pädagogik und der Sozialen Arbeit (Kirsch, 2014; Lucente, 2009; Arnd-Caddigan, 2009; Twemlow & Fonagy, 2009) Einzug. Einen Ansatz zur Verbesserung der Mentalisierung durch Psychoedukation stellen Haslam-Hopwood und Kollegen (2009) zur Verfügung. Speziell für den Beratungskontext lässt sich vor allem Literatur zur mentalisierungsunterstützenden Erziehungsberatung finden (Kaufmann & Zimmer, 2014; Sadler et al., 2009). Dass das Mentalisierungskonzept im Kontext von familiären Systemen zunehmend Beachtung findet, zeigt sich auch in der Entwicklung der Mentalisierungsbasierten Familientherapie (MBT-F) (Asen & Fonagy, 2014, 2015) beziehungsweise der mentalisierungs- und beziehungsorientierten Kurzzeittherapie SMART (u.a. Fearon, 2009). Die Förderung der Mentalisierungsfähigkeit des gesamten Familiensystems bezieht auch die Mentalisierte Therapie bei Adoleszenten mit Borderline-Diagnose (MBT-A) gezielt mit ein (Taubner & Volkert, 2017). Vereinzelnd wird in Veröffentlichungen zum Mentalisieren in familiären Systemen auch auf die Bedeutung des Mentalisierens in Paarbeziehungen hingewiesen (Cordes & Schultz-Venrath, 2015; Hantel-Quitmann & Weidtmann, 2016; Rottländer, 2012). Spezielle Ausführungen zur Paarberatung und -therapie sind im narrativen Ansatz von Thompson und Tuch (2013) sowie in Aufsätzen von Nyberg und Hertzmann (2014), Rottländer (2015), Plitt (2017b) und Bleiberg und Safier (2019) zu finden. Dass zeitgleich zu diesem Buch ein Buch von Rottländer (2020) zum Mentalisieren mit Paaren erscheint, zeigt die hohe Aktualität des Themas.

2 Mentalisieren – das Entwickeln einer Fähigkeit

Erkenntnisse aus der Entwicklungspsychologie sind für das Mentalisierungskonzept grundlegend. Das Mentalisieren wird in Abhängigkeit von der frühkindlichen Bindungsqualität betrachtet. Dabei wird von einer Verschränkung zwischen Mentalisierungsfähigkeit, Bindungsfähigkeit und Emotionsregulation ausgegangen. Beobachtungen der Interaktion aus der Säuglings- und Kleinkindforschung (z.B. Stern, 1996; Dornes, 1993; Papoušek & Papoušek, 1999; Friedlmeier & Holodynski, 1999) liefern hierzu grundlegende Erkenntnisse. Betrachten wir im Folgenden die zum Erwerb der Mentalisierungsfähigkeit wichtigen entwicklungspsychologischen Bausteine genauer.

2.1 Entwicklung der Intersubjektivität

> »Das bahnbrechende an dem Mentalisierungskonzept ist sicher, dass es deutlich macht, dass das kindliche Ich nicht autonom aus sich selbst heraus erwächst, sondern dass das Ich des Kindes durch das Du der Mutter entsteht, dass für die *Selbstentwicklung* also ein intensiver intersubjektiver Prozess Voraussetzung ist« (Piegler & Dümplemann, 2016; S. 181; Hervorh. i. O.).

Betrachten wir vor diesem Hintergrund und dem Hintergrund, dass Partner in einer intersubjektiven Bezogenheit zueinander stehen, die Entwicklung der Intersubjektivität genauer. Trevarthen (1979) spricht von *primärer Intersubjektivität*, wenn er die Interaktion zwei bis drei Monate alter Säuglinge beschreibt, die nicht auf einseitiger, sondern schon auf gegenseitiger Anpassung zwischen Mutter und Säugling beruht. Stern (1996) stellt heraus, dass sich das Selbst des Säuglings ausschließlich in der Interaktion entwickeln und differenzieren kann. Dabei existiert auch zu Beginn keine Phase der völligen Undifferenziertheit zwischen dem Selbst des Säuglings und dem des anderen: Der Säugling kann von vornherein selektiv auf die äußeren sozialen Vorgänge reagieren. Er macht demnach keine Phase durch, die dem Autismus vergleichbar wäre oder die man wie Mahler (1975) als symbiotisch bezeichnen könnte. Als zentrale Entwicklungsschritte und Grundlage für das subjektive Erleben beschreibt Stern (1996) die Entfaltung der *Selbstempfindungen*. Diese Selbstempfindungen sind schon vor der Selbstbewusstheit und der Sprache vorhanden. Die Selbstempfindung definiert Stern in diesem Zusammenhang als ein einfaches, das heißt nicht selbstreflexives Gewahrsein auf der Ebene unmittelbaren Erlebens (vgl. ebd., S. 20). Stern unterscheidet vier Formen der Selbstempfindung: das auftauchende Selbst, das Kern-Selbst, das subjektive Selbst und das verbale Selbst. Die Formen der Selbstempfindung lösen sich nicht voneinander ab. Vielmehr bilden sich die Selbstempfindungen in der entsprechenden sensiblen Phase heran und bleiben von da an zeitlebens bestehen, mit der Möglichkeit, sich weiterzuentwickeln (vgl. ebd., S. 54). Die sich in Sprüngen vollziehende Organisationsveränderung des Säuglings und deren Deutung durch die Eltern fördern sich dabei gegenseitig.

In Bezug auf die Intersubjektivität ist die Entwicklung des subjektiven Selbst, dessen sensible Phase zwischen dem achten und zehnten Lebensmonat liegt, von besonderer Bedeutung. Trevarthen (1979) spricht von der Entstehung der *sekundären Intersubjektivität*, wenn er für diese Lebensmonate das Bedürfnis des Säuglings nach Teilung seiner emotionalen und kognitiven Zustände mit der Umgebung beschreibt. Der Säugling entdeckt, dass er ein Seelenleben besitzt und dass dies auch auf andere Personen zutrifft. Damit geht die Fähigkeit einher, der anderen Person Absichten, Motive und Gefühlszustände zuzuschreiben und zu spüren, ob diese mit dem eigenen Gefühlszustand übereinstimmen (vgl. Stern, 1996, S. 179). Der Bereich der *intersubjektiven Bezogenheit* wird eröffnet. Gemeinsames subjektives Erleben, das heißt Intersubjektivität, wird möglich. Der Entwicklung der intersubjektiven Bezogenheit muss die Entwicklung der Kern-Bezogenheit vorausgehen, in der das Selbst gegenüber dem anderen als körperlich getrennt und mit eigenem affektiven Erleben und eigener Geschichte wahrgenommen wird (vgl. ebd., S. 180). Im Kontext der intersubjektiven Bezogenheit geht es nun um die Erkenntnis, dass Teile des inneren Erlebens mit dem anderen geteilt werden können. Anhand der Inter-Attentionalität, Inter-Intentionalität und Inter-Affektivität kann die intersubjektive Bezogenheit von Kind und Bezugsperson beobachtet werden.

- *Inter-Attentionalität:* Ab dem neunten Monat lässt sich beim Säugling die Fähigkeit beobachten, die Aufmerksamkeit zusammen mit einer anderen Person auf einen gemeinsamen Fokus auszurichten (vgl. ebd., S. 187). Zeigt eine Mutter mit dem Finger auf einen Gegenstand, so kann das Kind seine Aufmerksamkeit auf diesen Gegenstand richten. Andersherum beginnt es selbst auf Dinge zu zeigen, um den Aufmerksamkeitsfokus der Mutter zu lenken. Dabei geht es »nicht nur darum, dass beide dasselbe sehen (joint attention), sondern darum, dass sie es gemeinsam sehen (shared attention)« (Dornes, 2004, S. 153).
- *Inter-Intentionalität:* Dem Säugling wird eine bestimmte Wirkung von Signalen auf den Zuhörer bewusst, eine intentionale Kommunikation wird möglich. So lässt sich beispielsweise in der Äußerung »äh – äh« mit Greifbewegung zum Keks die vorsprachliche Absicht des Bittens erkennen. Absichten stellen eine Form der gemeinsam erlebten Erfahrungen dar (vgl. Stern, 1996, S. 188).
- *Inter-Affektivität:* Das Erleben gemeinsamer affektiver Zustände findet sich insbesondere in Situationen wieder, in denen das Kind, um aus der eigenen Unsicherheit herauszufinden, den Blickkontakt mit der Mutter sucht. Diese Rückversicherung, auch unter dem Begriff *social referencing* (Dornes, 2004, S. 153) bekannt, kann beim Überwinden einer visuellen Klippe, im Umgang mit fremden Personen oder mit begehrenswertem und zugleich beängstigendem Spielzeug beobachtet werden.[6] Muss das Kind beispielsweise, um an ein Spielzeugauto zu gelangen, ein Hindernis überqueren, kann es sich am Blick der Mutter orientieren. Wenn die Mutter ihre eigene Angst signalisiert, ist das Kind entsprechend verunsichert und ängstlich. Der Säugling stellt eine Entsprechung zwischen dem eigenen innerlichen Gefühlszustand und demjenigen, den er in einer anderen Person entdeckt, her und stimmt seine Handlung darauf ab (vgl. Stern, 1996, S. 190). »Affektzustände zweier Subjekte werden aufeinander bezogen, und es entsteht Interaffektivität« (Dornes, 2004, S. 154).

Halten wir fest: Der Säugling vollzieht ab dem neunten Monat in Bezug auf die Intersubjektivität einen bedeutsamen Entwicklungsschritt. Tomasello

6 Papoušek & Papoušek (1999, S. 150) konnten dieses Phänomen der sozialen Rückversicherung sogar schon im Alter von vier Monaten nachweisen.

(2002) spricht von »Neunmonatsrevolution« und Hobson (2002)[7] von »kopernikanischer Revolution«, was Altmeyer und Thomä (2006, S. 20) mit »Dezentrierung des kindlichen Blicks auf die Welt« beschreiben. Der Säugling kann eine fremde Perspektive übernehmen und eine gemeinsame Perspektive mit der Bezugsperson einnehmen. Das Kind erkennt, dass es seine Erfahrungen teilen und über Affekte kommunizieren kann. So lernt es, dass »Bedeutungen nicht in den Dingen selbst liegen, sondern dass wir den Dingen Bedeutung geben, dass Bedeutungen eine Errungenschaft des menschlichen Geistes sind« (ebd., S. 20).

2.2 Affektspiegelung

Affektabstimmung und Affektspiegelung spielen eine grundlegende Rolle, um Mentalisierungskompetenzen entwickeln zu können. Ausgangspunkt des Mentalisierungskonzepts (Fonagy & Target, 2002) ist die Annahme, dass der Säugling zunächst nur ein vages Empfinden darüber besitzt, wie sich Emotionen wie Ärger und Freude von ihrer Tönung her unterscheiden. Erst in der Intersubjektivität mit der Bezugsperson und dem Spiegeln der Affekte erlangt der Säugling allmählich eine Bewusstwerdung seiner emotionalen Zustände. Betrachten wir deshalb die Affektspiegelung genauer.

Das Teilen der affektiven Zustände geschieht in Form der *Affektabstimmung*. Diese vollzieht sich über das Ausführen von Verhaltensweisen, die die Gefühlsqualitäten eines gemeinsamen Affektzustandes zum Ausdruck bringen, ohne diesen exakt zu kopieren (vgl. Stern, 1996, S. 200). Das Abstimmungsverhalten entspricht einer Spiegelung. Im Gegensatz zur reinen Nachahmung wird die Aufmerksamkeit auf das gelenkt, »was ›hinter‹ dem Verhalten liegt, auf die Qualität des Gefühls, das gemeinsam empfunden wird« (Stern, 1992, S. 204). Die Affektabstimmung findet auf der Ebene der Vitalitätsaffekte statt und zeigt sich in einem Nachahmungsverhalten, »aber nicht in genau derselben Form oder Modalität, sondern in einer abgewandelten Form oder in einer anderen Modalität, bei der aber der Rhythmus und der ›Duktus‹ des kindlichen Verhaltens erhalten bleiben« (Friedlmeier, 1999, S. 216). So kann die Mutter die Bewegungen und die Spielweise des Kindes mit ihrer Stimme nachahmen oder begleiten. Die

7 Hobson geht davon aus, dass autistische Kinder an einem Intersubjektivitätsdefizit leiden.

Mutter drückt stimmlich das aus, was das Kind erlebt. Das Kind kann die Erfahrung machen, dass sein Gefühlszustand mit anderen geteilt werden kann.

Um aus der eigenen Unsicherheit herauszufinden, sucht das Kind den Blickkontakt mit der Mutter (social referencing). Stellen wir uns vor, dass ein Kind bei einem seiner ersten Laufversuche hinfällt. Bevor es zu weinen anfängt, blickt es zur Mutter, um sich rückzuversichern, wie diese reagiert: Reagiert sie erschreckt, traurig, wütend oder gleichgültig? Ermutigt sie das Kind, wieder aufzustehen? Das Kind stellt eine Entsprechung zwischen dem eigenen innerlichen Gefühlszustand und demjenigen, den es in einer anderen Person entdeckt, her und stimmt seine Handlung darauf ab (vgl. Stern, 1996, S. 190). Es steht beispielsweise auf und läuft weiter oder bleibt völlig in Tränen aufgelöst sitzen.[8] Die Bezugsperson stellt ihr intentionales Erleben in Bezug auf das Kind, das heißt, wie sie die Gefühle und Absichten des Kindes versteht, dem Kind zur Verfügung. Das Kind internalisiert das Erleben der Bezugsperson und kann daraus nach und nach ein Bild von seinem eigenen subjektiven Zustand entwickeln. Das Kind kann innere sekundäre Repräsentanzen ablegen, die seinen primären emotionalen Zuständen ähneln. Idealerweise wird der Gefühlszustand des Säuglings im Sinne Bions (1962) in die Mutter (Container) projiziert, von dieser aufgenommen, anerkannt und so transformiert, dass das Projizierte vom Säugling re-internalisiert werden kann, ohne diesen zu überwältigen. Die Bezugsperson schreibt dem Säugling dabei einen mentalen Zustand zu und behandelt ihn als mentalen Akteur. »Dies nimmt das Kind schließlich wahr und benutzt es, um mentale Kausalitätsmodelle auszuarbeiten. So kann sich allmählich ein Kerngewahrsein eines mentalistischen organisierten Selbstgefühls herausbilden« (Fonagy & Target, 2006, S. 368).[9]

Der Kontakt in der Mutter-Kind-Interaktion geht mit einer gewissen Erwartungshaltung bezüglich musikalischer Parameter wie zum Beispiel

8 Ein dreijähriges Kind, das auf dem Laufrad sein Gleichgewicht verliert, kann demgegenüber die Situation auch ohne die Reaktion der Mutter gut selbst einschätzen.

9 Eine adäquate Affektspiegelung steht in einem engen Bezug zum holding (Winnicott, 1965) und containing (Bion, 1962, 1970). Bion beschreibt die primäre Bezugsperson als Container, Behälter, in dem das Kind mit seinen überwältigenden Erfahrungen gehalten (contained) werden kann. Wenn das Kind spürt, dass eigene als überwältigend erlebte Gefühle, ohne dass Vergeltung geübt wird, aufgenommen und reguliert werden, kann es diese später selbst spüren, halten (containen) und regulieren. Dies ist in späteren Beziehungen von großer Bedeutung.

Tonhöhe, Sprechgeschwindigkeit oder Pausendauer einher. Dass eine tonale Passung in der frühen Interaktion zwischen Mutter und Säugling eine zentrale Rolle spielt, konnten Murray und Trevarthen (1985) zeigen. Sie ließen Mutter und Säugling über eine Videoanlage kommunizieren. Sobald die Videoübertragung dem Säugling zwar mimisch und gestisch passend, aber mit wenigen Sekunden Zeitverzögerung übermittelt wurde, reagierte das Kind mit Irritation und Kontaktabbruch zur Mutter.

Im günstigen Fall werden dem Kind seine Emotionen kongruent und markiert gespiegelt. Das heißt, dass der gespiegelte Affekt dem primären emotionalen Zustand des Kindes entspricht oder ähnelt, aber erkennbar bleibt, dass sich der emotionale Zustand des Kindes von dem der Bezugsperson unterscheidet. Eine ungünstige Entwicklung kann sich hingegen in den folgenden zwei Ausprägungen zeigen:

1. Wird die Bezugsperson selbst von den Emotionen des Säuglings überwältigt, kann sie die Gefühle nicht entsprechend transformieren und markieren, das heißt, sie zeigt diese in einer allzu realistischen und für das Kind überwältigenden Art und Weise. Würde beispielsweise die Mutter beim Hinfallen des Kindes selber völlig aufgelöst sein und in Tränen ausbrechen, könnten die Gefühle des Kindes nicht adäquat markiert gespiegelt werden. Das Kind wäre von den Emotionen ebenfalls überwältigt, anstatt die Erfahrung zu machen, dass seine Emotionen im Sinne Bions (1962, 1970) gehalten werden.

   »Dies nimmt dem Kind nicht nur die Möglichkeit, eine sekundäre Repräsentation zu konstruieren, sondern untergräbt auch das Gefühl der Abgegrenztheit zwischen dem Selbst und der Anderen – ein inneres Erleben findet sich plötzlich in der Außenwelt wieder« (Fonagy & Target, 2006, S. 375).

2. Eine ungünstige Entwicklung kann sich auch dann einstellen, wenn die Mutter die Emotionsäußerungen des Säuglings missversteht, also nicht kongruent spiegelt. Sie reagiert in diesem Fall zwar mit Markierung, der gespiegelte Affekt entspricht aber nicht dem primären affektiven Zustand des Säuglings. Dies ist beispielsweise der Fall, wenn ein wütendes Kind ausgelacht wird.

   »Weil sich aber dieser gespiegelte Zustand mit seinem wirklichen Erleben nicht deckt, wird der primäre emotionale Zustand durch die sekundäre Re-

> präsentation falsch ›etikettiert‹ oder ›benannt‹. Im Lauf der Zeit werden die Bindungen zwischen dem zugrundeliegenden emotionalen Zustand und der Selbstrepräsentation geschwächt. Das Selbst fühlt sich leer und falsch an« (ebd., S. 376).

Die Affektzustände des anderen werden gezwungenermaßen übergestülpt. Es resultiert eine *»Erfahrung des Fremden innerhalb des Selbst«* (Bateman & Fonagy, 2008, S. 149, Hervorh. i. O.). So ist der Säugling auch bei extrem unsensiblem Verhalten wie beispielsweise Misshandlungen dazu gezwungen, nicht sich selbst, sondern den anderen zu internalisieren, da sein primärer emotionaler Zustand weder transformiert noch gespiegelt wird. Über den affektiven Zustand des anderen wird das Selbst als böse und misshandlungsauslösend empfunden.

> »In solchen Fällen bleibt der internalisierte Andere den Strukturen des konstitutionellen Selbst fremd – sie weist keine Verbindung zu ihnen auf. In der frühen Entwicklung versucht das Kind, sich von diesem ›fremden Selbst‹ durch Externalisierung zu befreien; deshalb verhält sich das desorganisiert gebundene Kleinkind gegenüber der Mutter häufig kontrollierend und manipulierend. Dies ist ein Teil eines projektiven Identifizierungsprozesses, durch den das Kind sein Selbst als kohärent erleben und den fremden Teil seiner Selbststruktur außerhalb, nämlich in anderen [...] wahrnehmen kann« (Fonagy & Target, 2006, S. 376).

Bei Borderline-Patienten kann man in gesteigerter Form die Bestrebung beobachten, den fremden internalisierten anderen durch Projektion zu externalisieren (projektive Identifizierung). Dabei ergibt sich »die erhöhte Neigung zur Projektion [...] bei ihnen aus Mentalisierungsproblemen, die Inhalte der Projektion aus verinnerlichten Misshandlungserfahrungen« (Dornes, 2004, S. 195). Nicht selten wehrt sich der andere gegen die Projektionen, sodass es zu Beziehungsabbrüchen kommt und die fremden Anteile des Selbst beim Borderline-Patienten bleiben. Auch Selbstverletzungen und Suizidversuche können unter der Absicht verstanden werden, das fremde Selbst in sich zum Schweigen zu bringen (vgl. ebd., S. 193).

Über die Affektspiegelung entsteht ein Bild von bestimmten Situationen in Bezug auf das eigene Erleben (Subjektrepräsentanz), ein Bild vom eventuell nur symbolisch repräsentierten Gegenüber (Objektrepräsentanz) und ein Bild in Bezug auf das jeweilige interaktionelle Verhalten (Interaktionsrepräsentanz) sowie die zunehmende Kompetenz, Emotionen zu regulieren (vgl. Oberlerchner, 2017, S. 131). Die erworbenen Repräsentanzen beeinflussen das Wahrnehmen und das Agieren in späteren Beziehungen. Betrachten wir dazu ein Beispiel aus der Paarberatungspraxis:

> Frau M. hatte als Kind eine alkoholkranke Mutter und musste sich schon in der Grundschule darum kümmern, dass ihre jüngeren Geschwister in den Kindergarten kamen. Auch das Einkaufen und viele Hausarbeiten musste sie schon früh alleine stemmen. Ihr Vater war meist abwesend und lebte aus beruflichen Gründen im Ausland. Ihre eigenen Emotionen über diese Situation wurden weder von jemanden gespiegelt, noch konnte sie aufkommende Affekte offen zeigen. Erst viel später im Laufe einer längeren Therapie kann sie die Wut und Trauer über diese Situation in ihrer Kindheit benennen und nach und nach lernen, ihre eigenen Gefühle und Bedürfnisse wahrzunehmen. Verinnerlicht hat sie das Muster, dass sie für alles alleine verantwortlich ist (Selbstrepräsentanz), der andere versorgt werden muss (Objektrepräsentanz) und vom Gegenüber keine Hilfe zu erwarten ist, weil dieses gänzlich fehlt oder abwesend ist (Interaktionsrepräsentanz). In ihrer späteren Beziehung zu Herrn M. beklagt sie sich darüber, dass sie in der Familie alleine für die Erziehung der Kinder und das Familienmanagement verantwortlich sei, während ihr Mann entweder nicht zu Hause sei oder sich wie ein drittes Kind verhalten würde. Meinen Vorschlag, einmal alleine am Wochenende zu einer guten Freundin zu fahren, lehnt sie energisch und ärgerlich mit den Worten, ob ich denn nicht wisse, dass sie noch zwei Kinder im Kindergartenalter zu Hause habe, ab. Es scheint außerhalb ihrer Vorstellungskraft zu liegen, dass ihr Mann ihre Kinder ausreichend gut versorgen könnte. Sie überträgt ihre Selbstrepräsentanz (ich bin für alles alleine verantwortlich) und ihre Objekt- und Interaktionsrepräsentanz (die anderen sind hilfsbedürftig oder abwesend) auf ihre aktuelle Beziehung. Darüber hinaus projiziert sie ihre inneren Repräsentanzen wiederum so auf ihre Kinder und ihren Mann, dass diese sich so fühlen, wie sie sich als Kind gefühlt hat. Das ist immer dann der Fall, wenn Frau M. so starke Migräneanfälle bekommt, dass sie tagelang das Bett nicht verlassen kann und sich aufgrund von extremer Geräusch- und Lichtempfindlichkeit in ihrem Zimmer isoliert.

2.3 Emotionsregulation[10]

Im obigen Fallbeispiel hat Frau M. aufgrund ihrer verinnerlichten Arbeitsmodelle nicht gelernt, ihre Emotionen in der Familie anders zu regulieren, als sie körperlich in Migräneanfällen auszuagieren.

Die Fähigkeit, sich emotional auszudrücken, ist eine Voraussetzung für eine gelingende Beziehungsgestaltung und deren Regulierung. Betrachten wir diesen Aspekt der Emotionsregulation.

Emotionen und ihre Regulation stehen in direkter Verbindung zur Handlungsregulation. Frijda (1986) hat einen wesentlichen Beitrag dazu geleistet, Emotionen als Veränderungen der Handlungsbereitschaft zu definieren. Emotionen im Kontext der Handlungsregulierung haben nach Frijda (ebd., S. 317) hauptsächlich zwei Funktionen:

1. die Relevanz des Reizes zur Befriedigung eigener Motive zu bewerten und
2. die Handlung so auszurichten, dass die Motive befriedigt werden können.

Die Emotionen liefern also Informationen darüber, ob ein Reiz den eigenen Bedürfnissen entspricht, und tragen zur Bewältigung und Befriedigung von Bedürfnissen bei. Die Emotionsformen an sich sind dabei noch keine Bewältigungshandlungen, sondern können als Zeichen verstanden

10 Die Grenze zwischen den Begriffen »Emotion« und »Affekt« ist nicht eindeutig. Zunächst muss zwischen dem englischen Wort »affect« und dem deutschen »Affekt« unterschieden werden. Der englische Begriff »affect« wird »synonym für Emotion oder Gefühl verwendet, gelegentlich wird darunter aber auch nur das Erleben von Lust oder Unlust, ohne eine weitere Differenzierung von Gefühlsqualitäten verstanden« (Schmidt-Atzert, 1996, S. 26). Im deutschen Wörterbuch findet sich unter dem Eintrag »Affekt« die Definition »große Aufregung, psychische Anstrengung, die klares Denken behindert« (Deutsches Wörterbuch, 1996, S. 38). Anders als beim Begriff »Emotion« wird beim »Affekt« die Stärke der Erregung betont. Huber versteht unter »Affekt« eine kurze und heftige Emotion. (Huber, 1987, S. 205). »Emotion« ist damit ein dem »Affekt« übergeordneter Begriff. Ausgehend von dieser Annahme wird in dieser Arbeit nicht wie in übersetzten Hauptwerken zur Mentalisierungstheorie der Begriff Affektregulation, sondern der weitergefasste Begriff Emotionsregulation verwendet. Fachbegriffe wie beispielsweise Affektabstimmung, Vitalitätsaffekte, Inter-Affektivität oder Affektspiegelung müssen vor dem Hintergrund verstanden werden, dass diese Begriffe sich vom englischen Wort »affect« herleiten.

werden, die Bewältigungshandlungen auslösen und vermitteln (vgl. Holodynski, 1999, S. 36).

Friedlmeier und Holodynski (1999, S. 9) fassen drei Komponenten zusammen, die in diesem Zusammenhang wirksam sind:

1. der vorgeschaltete Bewertungsprozess *(appraisal)*,
2. die emotionale Handlungsbereitschaft *(action readiness)* und
3. die nachfolgende Bewältigungshandlung *(coping)*.

Damit es zu einer intersubjektiven Handlungsregulation kommt, muss der Interaktionspartner die Signale in dem Ausdruck des Empfängers wahrnehmen. Der Ausdruck besitzt im Kontext der Handlungsregulation eine *Symptom-* und *Appellfunktion* (vgl. Holodynski, 1999, S. 36). Das heißt, dass der Ausdruck sowohl ein Symptom ist, also eine Aussage über einen Gefühlszustand beinhaltet, als auch ein Appell an den Empfänger ist, der entsprechenden Handlung nachzukommen. Damit es zu einem intersubjektiven Austausch kommt, ist ein gemeinsamer Interpretationsrahmen der Interaktionspartner erforderlich (vgl. ebd., S. 38). In diesem Zusammenhang stehen Ausdruck und Eindruck in einer direkten Verbindung. Holodynski bezieht sich auf Leyhausen (1967), wenn er beschreibt, dass sich Ausdruck und Eindrucksprozesse komplementär zueinander verhalten: Der Eindruck zeigt sich im subjektiven Erleben. Reagiert der Empfänger nicht entsprechend auf die durch den Ausdruck eingeforderte Bewältigungshandlung, so wird das wiederum über die Emotion im Eindruck des Senders deutlich. Im subjektiven Erleben zeigt sich, inwiefern die Einforderung der Bewältigungshandlung erfolgreich war. Entsprechend dem Eindruck verändert sich der Ausdruck. Auf diese Art und Weise wandelt sich die Beziehungsgestaltung. Sie wird reguliert, aufeinander abgestimmt:

> »Der Ausdruck des Senders erzeugt Eindruck beim Empfänger, der ihn als subjektives Erleben widerspiegelt, in der den Ausdruckszeichen entsprechenden Weise tätig zu werden. Der Ausdruck muss aber mit einer entsprechenden Eindrucksfähigkeit auf seiten des Empfängers kovariieren, um die Wirksamkeit der interpsychischen Regulation kontrollieren zu können« (Holodynski, 1999, S. 38).

Damit dienen die wechselseitigen Erlebens- und Ausdrucksformen in der interpsychischen Regulation als vermittelnde Zeichen. Es stellt sich die

Frage, wie sich die Ausdrucks- und Erlebenszeichen so entwickeln, dass es zu einer immer differenzierter werdenden Interaktionsgestaltung kommen kann. Betrachten wir dazu die Entwicklung der Emotionsregulation in der frühen Mutter-Kind-Interaktion, deren Gelingen in Abhängigkeit zur Bindungsqualität zwischen Säugling und Bezugsperson steht.

Im intersubjektiven Austausch beziehungsweise in Abstimmungsprozessen mit frühen Bezugspersonen bilden sich beim Säugling emotionsregulierende Strategien und die Fähigkeit zu mentalisieren heraus. Dabei gehen intrapsychische Prozesse interpsychischen Prozessen voraus. Emotionen dienen zunächst dazu, bestimmte Verhaltensweisen bei einer anderen Person (wie beispielsweise das Stillen von Hunger) auszulösen. Ab dem neunten Monat eröffnet sich die Möglichkeit für das Kind, sein Verhalten in Bezug auf den sozialen Kontakt zu regulieren. So kann das Kind »den Gesichtsausdruck einer vertrauten Person als Hinweis nutzen, wie es ein Ereignis einschätzen soll, über das es noch keine eigenen Erfahrungen gesammelt hat« (ebd., S. 45). Reagiert die Mutter beispielsweise beim Hinfallen des Kindes mit Entsetzen, fängt das Kind an zu weinen. Schließlich kann das Kind ohne die Rückversicherung bei einer Bezugsperson selbst eine Bewältigungshandlung aus einer Emotion heraus ausführen. Wenn ein dreijähriges Kind auf seinem Laufrad das Gleichgewicht verliert, kann es den Schreck meist selbst wieder regulieren. Steht dabei noch die Befriedigung der eigenen Motive im engeren Sinne im Vordergrund, so spielt zunehmend der soziale Kontext eine Rolle bei der Bewertung der Emotionen (vgl. Holodynski, 2006, S. 121). Die Emotionsregulation gewinnt unter Einbeziehung der situativen sozialen Anforderung nach und nach an Flexibilität. Beispielsweise ist die soziale Anforderung an ein Kind im Kindergarten anders als jene zu Hause. So ist es in der Regel so, dass ein Kind beim Hinfallen im Zusammensein mit seinen Eltern viel eher weint, als wenn es im Kindergarten hinfällt.

Halten wir fest: Zunächst werden durch die Bezugsperson die Affekte des Kindes definiert und reguliert. Nach und nach lernt das Kind, selbst Strategien zur Emotionsregulation anzuwenden, und zwar immer gezielter. In Bezug auf die Paarbeziehung ist von wichtiger Bedeutung: Wer eine schwache Mentalisierungsfähigkeit hat, kann seine Affekte weniger gut regulieren und hat dementsprechend in Bezug auf die Affektregulierung andere bewusste und unbewusste Erwartungen an seinen Partner. Haben sich nicht genügend Kompetenzen zur Selbstregulation der Emotionen entwickelt, wird in Paarbeziehungen der Partner vermehrt zur Affektregulation benutzt. Dies ist ein Lösungsversuch, der auf lange Sicht zu einer hohen Abhängigkeit vom Partner und – wie später noch mithilfe des Kollusionskonzepts nach Willi (1975, 2008) beschrieben wird (vgl. Kapitel 3.5) – zu starren Rollenmustern führt. Aufgabe in einer Beratung und Therapie mit Paaren kann es daher sein, dass die Paare Strategien entwickeln, ihre Ängste und Emotionen selbst und nicht über ihren Partner zu regulieren. Dazu gehört es, Verantwortung für die eigenen Emotionen zu übernehmen und sich von den Emotionen des Partners abzugrenzen, ohne dabei die Angst zu entwickeln, die emotionale Verbindung zu diesem zu verlieren.

2.4 Bindungsqualität

Der Mensch ist von Anfang an ein begabtes intersubjektives Wesen, dessen Überleben auf die Beziehung zu einer Person angewiesen ist, die ihn schützt, unterstützt und liebend versorgt. Bindung versteht sich als Aufbau einer engen Beziehung zur Mutter, zum Vater oder zu einer anderen Bezugsperson. Sie entwickelt sich aus dem Bedürfnis des Kindes nach Zuverlässigkeit und Sicherheit, dessen Befriedigung die Voraussetzung dafür ist, dass das Kind die Entwicklungsprozesse positiv durchlaufen kann (vgl. Gartinger & Janssen, 2016, S. 164).

Eine sichere und tragfähige Bindung ist grundlegend, damit der Säugling in der Intersubjektivität mit der Bezugsperson allmählich eine adäquate Bewusstwerdung der eigenen emotionalen Zustände erlangt und sich Mentalisierungskompetenzen entwickeln können. Das Mentalisierungskonzept betrachtet Bindung aus einer interaktionellen Perspektive heraus. Bindung wird als entscheidend für die Bildung eines inneren Repräsentantensystems, »welches für die Entwicklung des Selbst, die Regulierung von Affekten und für das Gelingen von sozialen Beziehungen wesentlich ist«, gesehen (Brockmann & Kirsch, 2015, S. 15). Eine sichere Bindung fungiert als Basis für die Entwicklung eines agentischen Selbst, das für die Entwicklung von Affektrepräsentationen, gezielter Kontrolle der Aufmerksamkeit und für die Mentalisierungsfähigkeit verantwortlich ist (vgl. Fonagy et al., 2004). Psychologisches Interpretieren (wozu die Fähigkeit des Mentalisierens gehört), kann durch Bindungserfahrungen blockiert oder gefördert werden.

> »Die Fähigkeit, psychologisch zu mentalisieren – die wir als den ›Interpersonalen Interpretationsmechanismus‹ (IIM) bezeichnen wollen –, ist

[dabei] nicht lediglich ein Erzeuger oder Mediator von Bindungserfahrungen; sie ist das Produkt eines komplexeren psychischen Prozesses, der durch die große Nähe des Säuglings zu anderen Menschen – zu seinem primären Objekt oder seiner Bindungsfigur – erzeugt wird« (ebd., S. 132).

Das Konzept der Bindungstheorie wurde von Bowlby (1958) und Ainsworth (1968) ins Leben gerufen. In den 1970er Jahren entwickelte Mary Ainsworth den Fremden-Situations-Test (Ainsworth, 1968), um das Bindungsverhalten von 1–1,5 Jahre alten Kindern zu untersuchen. Dabei zeigten sich drei charakteristische Bindungstypen: sichere Bindung, unsicher-vermeidende Bindung und ambivalente Bindung. Später kam die Kategorisierung desorganisierte Bindung, bei dem das Bindungsverhalten keinem konstanten Muster folgt, hinzu. Der Bindungstyp beeinflusst, inwiefern – auch in späteren Beziehungen – Emotionen ausgedrückt werden und beziehungsregulierend wirken. Betrachten wir vor dem Hintergrund des Ausdrucks von Emotionen die Bindungstypen genauer (vgl. Abb. 1).

sicher gebunden	Emotionen werden akzeptiert => offen mitgeteilte Emotionen
unsicher-vermeidend	Emotionen können Bez. gefährden => verringerter Emotionsausdruck
unsicher-ambivalent	keine notwendige Bindungssicherheit => verstärkter Emotionsausdruck
desorganisiert/desorientiert	geliebte Bezugsperson ist Bedrohung => keine einheitliche Bindungsstrategie

Abb. 1: Bindungstyp und Emotionsausdruck

Im Sinne der Bindungstheorie machen *sicher gebundene Kinder* die Erfahrung, dass ihre Emotionen, egal ob Unwohlsein oder Freude, akzeptiert werden. Entsprechend können sie diese in der Regel ihren Eltern gegenüber offen mitteilen. Dadurch können die Emotionen von der Bezugsperson adäquat erfasst und gespiegelt werden.

Unsicher-vermeidend gebundene Kinder zeigen ein verringertes emotionales Ausdrucksverhalten. Dieses liegt darin begründet, dass sie die Erfahrung gemacht haben, dass ihre Emotionen die Beziehung zur Bezugsperson gefährden können. Die Angst vor der psychischen Verfassung und der Zurückweisung des Gegenübers schränkt den Ausdruck von negativen sowie positiven Gefühlen und damit die soziale Regulationsmöglichkeit ein. Das verringerte Ausdrucksverhalten dieser Kinder ermöglicht keine adäquate Spiegelung, was sich wiederum auf die Bildung der sekundären Repräsentanzen und auf die Mentalisierungsfähigkeit auswirkt.

Unsicher-ambivalent gebundene Kinder verhalten sich gegenüber ihren Bezugspersonen eher ängstlich und anklammernd. Durch einen verstärkten Emotionsausdruck versuchen sie, die Aufmerksamkeit der Bezugsperson zu gewinnen. Das Verhalten der Bezugsperson schwankt in unvorhersehbarem Maße zwischen intensiver Nähe und beziehungsgefährdender Distanz. Die notwendige Bindungssicherheit fehlt und »das ambivalent gebundene Kind wird sich auf Grund seiner Bindungserfahrung nicht intensiv auf die Erforschung der inneren Zustände der Mutter einlassen« (vgl. Borowski et al., 2010, S. 107f.).

Seit Main und Solomon (1986) wird zudem, unter anderem im Rahmen der Borderline-Störung, die *desorganisierte/desorientierte Bindung* diskutiert. Diese Form der Bindung entsteht, wenn die Bindungsperson, an die sich das Kind mit dem Bedürfnis nach Sicherheit wendet, selbst angstauslösend ist. Die Kinder dieses Bindungstyps zeigen keine einheitliche Bindungsstrategie, sondern bizarre Verhaltensweisen, Erstarrungen, Stereotypien oder impulsive Überreaktionen. Die geliebte Bezugsperson stellt gleichzeitig eine Bedrohung dar oder ist selbst – beispielsweise aufgrund eines Traumas – in ihrem eigenen Bindungsverhalten verängstigt und gestört. Solche Kinder entwickeln häufig eine einseitige Mentalisierungsfähigkeit, in der zwar die inneren Zustände des Gegenübers, allerdings nicht die eigenen inneren Zustände mentalisiert werden können.

> »Diese [Kinder] sind, bedingt durch große Verfolgungsängste, mit großer Aufmerksamkeit dabei, Vorhersagen über das Verhalten der Mutter treffen zu können. Auch sie entwickeln in hohem Maße die Fähigkeit, sozusagen Gedanken lesen zu können, also mentale Zustände in der Psyche der Mutter zu erforschen, aber sie können ihre Erkenntnisse nicht im gleichen Maße wie sicher gebundene Kinder für die Organisation ihres Selbst nutzen. Vielmehr bleiben diese Kinder in einer frühen Beziehung zur Mutter gefangen, projektive Identifizierung überwiegt, das symbolische Denken misslingt« (vgl. Borowski et al., 2010, S. 108).

Zum einen ist eine sichere Bindung der Boden, auf dem sich die Fähigkeit zur reifen Mentalisierung entfalten kann. Zum anderen spielt die Art der Bindung eine Rolle dabei, welche Mentalisierungsfähigkeiten zur Verfügung stehen. In einer sicher gebundenen und angstfreien Beziehung stehen andere Mentalisierungskapazitäten zur Verfügung als in einer Beziehung, die von Verlustängsten geprägt ist. Dies steht im Zusammenhang mit dem Bindungs- und Explorationsverhalten. Bindungs- und Explorationsverhalten stehen sich als Antagonisten gegenüber (vgl. Abb. 2).

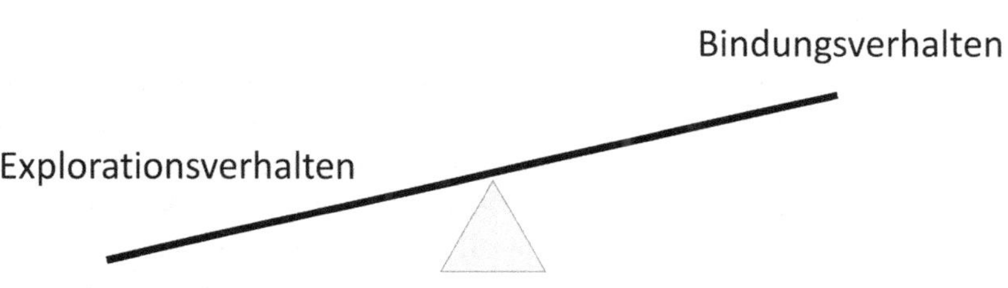

Abb. 2: Wippe Explorations- und Bindungsverhalten

Sucht das Kind Nähe und versucht, die Aufmerksamkeit und das Fürsorgeverhalten der Bezugsperson zu aktivieren, kann es sich nicht gleichzeitig erkundend und erforschend seiner Umwelt zuwenden und in reifer Form mentalisieren. In Situationen, die mit Unsicherheit, Unwohlsein oder Angst verbunden sind, ist das Bindungssystem aktiviert und das Explorationsverhalten deaktiviert.

> »Das Bindungsverhalten zeigt sich insbesondere im Suchen der Bindungsperson, im Weinen, Nachlaufen, Festklammern an derselben und durch Protest, Ärger, Verzweiflung und Trauer sowie emotionalen Rückzug und Resignation beim Verlassenwerden. Es wird durch Trennung von der Bindungsperson sowie durch äußere oder innere Bedrohung, Schmerz und Gefahr aktiviert« (Stegemaier, 2018, S. 1).

Befindet sich das Kind in einer Situation, von der keine Gefahr oder Angst ausgeht, ist das Bedürfnis nach Sicherheit befriedigt und Explorationsverhalten möglich. Sichere Bindungserfahrungen wirken sich dementsprechend positiv auf die soziale und kognitive Entwicklung und das Mentalisieren, aus (vgl. Lohaus & Vierhaus, 2015, S. 114). Eine sichere Bindung zwischen Mutter und Kind fungiert als Nährboden für Explorationen und zur Entwicklung der Mentalisierungsfähigkeit.

Psychische Bindungsstrukturen und die Fähigkeit zum Mentalisieren unterliegen einer transgenerationalen Weitergabe. Eine gelungene Affektspiegelung basiert auf einem sicheren Bindungsstil. Einer primären Bezugsperson, die selbst auf sichere Bindungserfahrungen zurückgreifen kann, fällt es leichter, sich in das Kind hineinzuversetzen und mit entsprechender Feinfühligkeit auf seine Bedürfnisse zu reagieren und seine Affekte adäquat zu spiegeln.

> »Die Mentalisierungsfähigkeit der Mutter – die Fähigkeit dem noch nicht intentionalen Kind Deutungen absichtsvollen Handelns verbal oder non-verbal anzubieten – hat einen bestimmten Einfluss auf das Bindungsverhalten des Kindes. Diese Form der mentalisierenden Interaktion mit dem Kind basierend auf einer sicheren Bindung hat wiederum Einfluss auf neurophysiologische Regulationssysteme wie Stresshormone, die wiederum Hirnreifung und Entwicklung regulieren« (Oberlerchner, 2017, S. 130).

Wir halten fest: Die Art des Bindungsstil ist ausschlaggebend dafür, inwieweit sich reife Mentalisierungsfähigkeiten entwickeln können und Explorationsverhalten möglich ist. Die Mentalisierungskompetenzen der Mutter tragen dazu bei, dass das Explorationsverhalten des Kindes aktiviert werden kann und dass es seine sozialen, kognitiven und emotionalen Fähigkeiten entwickeln kann. Die Entwicklung einer reifen Mentalisierung ist an eine adäquate Affektspiegelung gebunden, die einen mittelbaren und angstfreien Ausdruck von Emotionen benötigt, dessen Voraussetzung eine sichere Bindung ist. Entscheidend bleibt: Je nachdem inwieweit das Bedürfnis nach Sicherheit befriedigt ist, eröffnen sich unterschiedliche Möglichkeiten, Emotionen zu zeigen, Mentalisierungs- und Emotionsregulationskompetenzen zu entwickeln und diese zu aktivieren.

2.5 Epistemisches Vertrauen

Epistemisches Vertrauen bezeichnet das basale Vertrauen in eine Bezugsperson als sichere Informationsquelle (vgl. Sperber et al., 2010; Wilson &

Sperber, 2012). Es ist »die unbewusste Bereitschaft des Individuums, von einer anderen Person gesendete Signale und Informationen als vertrauenswürdig, generalisierbar und relevant für sich selbst einzustufen« (Taubner, 2015, S. 65). Das Vertrauen, vom anderen relevantes Wissen erwerben zu können, ohne getäuscht zu werden, stärkt das Vertrauen in das angeeignete Wissen und die eigene Perspektive. Die Forschungsgruppe um Corriveau (2009) konnte zeigen, dass das epistemische Vertrauen in einem direkten Zusammenhang mit dem Bindungsverhalten steht. Bei ihrem Versuch mit Kindern zwischen fünf und sechs Jahren konnten die Wissenschaftler beobachten, dass sich sicher gebundene Kinder, die beurteilten sollten, ob es sich bei einem Fantasietier um ein Pferd oder eine Kuh handelt, weniger beeinflussen lassen und ihrer eigenen Wahrnehmung mehr glauben schenken als Kinder mit einem unsicheren Bindungsverhalten: Sicher gebundene Kinder vertrauten ihrer eigenen Wahrnehmung während unsicher-vermeidende Kinder sich eher dem Urteil der fremden Person und unsicher-ambivalente Kinder eher dem Urteil der Bezugsperson anschlossen.

Das epistemische Vertrauen in eine Bezugsperson wird durch die Erfahrung des Kindes gestärkt, dass die Bezugsperson sich in die Perspektive des Kindes hineinversetzt und spiegelnd Bezug nimmt. Epistemisches Vertrauen eröffnet sich dabei über nonverbale Kommunikationskanäle: Über das Herstellen geteilter Aufmerksamkeit, Ammensprache und Blickkontakt wird die Aufmerksamkeit des Kindes gelenkt und das Vertrauen des Kindes in die Welt gestärkt (vgl. Csibra & Gergerly, 2011). Das Mentalisieren eröffnet nach Fonagy und Allison (2014) einen »epistemischen Super-Highway«, der den Weg für soziales Lernen und Veränderungen bahnt. Fehlendes epistemisches Vertrauen geht mit fehlendem Vertrauen in die eigene Wahrnehmung und mit fehlendem Vertrauen, vom anderen lernen zu können, einher. Menschen mit einer Borderline-Persönlichkeitsstruktur zeichnet meist ein epistemisches Misstrauen aus: »Sie können sich nicht auf die eigene Wahrnehmung verlassen und können Bezugspersonen (z.B. Psychotherapeuten) nicht trauen. Sie werden damit einsam, isoliert und von sozialen Lernprozessen abgeschnitten« (Brockmann & Kirsch, 2015, S. 16).

Epistemisches Vertrauen in einer Paarbeziehung bedeutet, darauf vertrauen zu können, dass der Partner eine sichere Informationsquelle ist. Es bedarf epistemischen Vertrauens, damit gegenseitige Lernprozesse innerhalb einer Paarbeziehung stattfinden können. Sich innerhalb einer Beziehung ausreichend vom anderen mentalisiert zu fühlen, ist grundlegend, damit das Aneignen einer Paarkultur möglich wird. Hier sind unbewusste Spiele, Regeln und Aushandlungen des Zusammenseins verankert. Diese Spielregeln und Arrangements benötigen ein gegenseitiges Voneinander-Lernen, damit die Partner sich weiterentwickeln und in sich wandelnden Situationen und Lebenskontexten flexibel bleiben können. Bei mangelndem epistemischen Vertrauen kommt es in der Partnerschaft zu festgefahrenen und meist konfliktbesetzten Rollen- und Verhaltensmustern.

2.6 Mentalisierungsmodi

Der Entwicklung einer reifen Mentalisierungsfähigkeit gehen unterschiedliche prämentalistische Modi (teleologischer Modus, Äquivalenz-Modus, Als-Ob-Modus) voraus. Auf diese greift der Erwachsene bei reduzierter Mentalisierung später zurück. Wie lassen sich die Modi voneinander unterscheiden? Betrachten wir dies im Folgenden genauer.

Teleologischer Modus

Der teleologische Modus ist ein sehr früher Modus in dem sich Kinder bis 1,5 Jahre menschliche Verhaltensweisen vorwiegend erklären. In diesem Modus wird ein Ziel aus einer Beobachtung erschlossen. Das konkrete Ergebnis einer Handlung steht im Vordergrund. Der andere dient im teleologischen Modus dazu, eigene Bedürfnisse unmittelbar zu befriedigen, ohne ihm eigene Gedanken, Gefühle oder Bedürfnisse zuzuschreiben. Dorners (2004) führt zur Veranschaulichung des Modus folgendes Beispiel an:

> »Nehmen wir an, ich beobachte einen Bekannten, der mir auf dem Gehweg entgegenkommt. Auf unserer Seite ist viel Betrieb, auf der anderen wenig. Der Bekannte überquert die Straße und geht auf der anderen Seite mit erhöhtem Tempo weiter. Eine teleologische Interpretation seines Verhaltens wäre z. B. die, dass er die Straße überquert, um schneller vorwärts zu kommen« (Dornes, 2004, S. 187f.).

Im teleologischen Modus besitzt das Kind noch keine Vorstellung über seine eigenen Motive oder die Motive des anderen. Demgegenüber kann im mentalisierenden Modus dem anderen ein Wunsch (der andere möchte einen nicht sehen und wechselt deshalb die Straßenseite) oder eine Überzeugung (der andere hat einen nicht gesehen, sonst hätte er die Straßenseite nicht gewechselt, weil das unhöflich wäre) unterstellt werden. Wenn man sich das Verhalten des anderen zu erklären versucht, geht das allerdings damit einher, dass man sich mit seinen Motiven auseinandersetzen muss. Wenn ich dem Bekannten unterstelle, dass er die Straßenseite wechselt, weil er mich nicht sehen will, stellt sich im Zusammenhang des Beispiels die Frage, warum er mich nicht sehen möchte. Vielleicht habe ich ihn mit meinem Tun verärgert? Im teleologischen Zustand wird demgegenüber dem anderen kein mentaler Zustand zugeschrieben, sondern diese Zuschreibung blockiert. Überdies kann zwar ein mentaler Zustand zugestanden werden, über den aber nicht weiter nachgedacht wird (ich denke nicht darüber nach, warum der Bekannte mich nicht sehen möchte). Beide Male vermeide ich es, mich näher mit der Situation und den damit einhergehenden seelischen Zuständen und gegebenenfalls schmerzhaften Beurteilungen auseinanderzusetzen.

Bei Borderline-Patienten kann das unmittelbare Ausagieren von Emotionen in Form von Selbstverletzungen oder die Benutzung eines Sexualpartners zur Spannungsregulation vor dem Hintergrund des teleologischen Modus verstanden werden.

Äquivalenz-Modus

Gedanken werden bis zum Alter von vier Jahren als Abbilder der Wirklichkeit betrachtet und können noch nicht als Repräsentation von Realität erfasst werden. Die innere subjektive Welt und die Innenwelt anderer Personen entsprechen im Äquivalenz-Modus den äußeren Gegebenheiten. Die Gedanken des Kindes haben einen ähnlichen Effekt wie die Wirklichkeit. Ahmt beispielsweise ein Erwachsener spielerisch mit seiner Hand eine Spinne nach, so kann das Kind in diesem Moment die gleiche Angst wie vor einer realen Spinne empfinden. Im Äquivalenz-Modus werden Gedanken und Gefühle des Kindes unmittelbar zu seiner Realität.

Als-Ob-Modus

Parallel zum und abgespalten vom Äquivalenzmodus existiert der Als-Ob-Modus. Anders als im Äquivalenzmodus unterscheidet das Kind im kindlichen Spiel inneres Erleben und äußere Welt. Dabei nimmt es aber an, »daß der innere Zustand keinerlei Beziehung zur Außenwelt aufweist und keinerlei Implikationen für sie hat« (Fonagy & Target, 2006, S. 370). Das Kind externalisiert seine emotionalen Zustände in Form der spielerischen

Darstellung und verarbeitet auf diese Weise Begebenheiten aus dem Alltag, ohne dass diese zur Gefahr werden können.

> »Auch wenn das Kind die beiden Realitäten in seinem Denken konsequent voneinander trennt, spiegelt seine affektive Besetzung des Spiels möglicherweise direkt wider, inwieweit seine Phantasie ein verkleidetes Stück ›ernster‹ Realität in sich birgt – zum Beispiel die Beziehung zwischen seinen Eltern oder die imaginierten Konsequenzen des Ausagierens gefährlicher Wünsche« (Fonagy et al., 2004, S. 267).

Von Bedeutung ist, dass die Eltern diesen Als-Ob-Modus mitspielen. Reagiert der Vater beispielsweise beim Spiel »Vater-Erschießen« im Als-Ob-Modus, so würde er spielerisch in sich zusammenfallen und so tun, als ob er sterbe. »So hat er dem Kind damit signalisiert, dass man mit den eigenen Impulsen und Wünschen spielen kann, ohne dass sie eine Auswirkung auf die Realität haben« (Dornes, 2004, S. 182).

Im Idealfall erfolgt bei der Genese der Mentalisierungsfähigkeit eine Entwicklung von der Fraktionierung der Erfahrungsmodi hin zur Integration. Menschen, bei denen die Integration der Erfahrungsmodi nicht gelungen ist, wie dies beispielsweise bei Borderline-Patienten der Fall ist, bleiben im oszillierenden Wechsel zwischen dem Als-Ob-Modus und dem Äquivalenzmodus haften.

Reflexions-Modus

Mit etwa vier Jahren können der Äquivalenz-Modus und der Als-Ob-Modus im Reflexions-Modus integriert werden. In dieser Stufe der Mentalisierungsentwicklung erkennt das Kind sowohl Zusammenhänge als auch Unterschiede zwischen äußerer und innerer Realität. Diese Integration der Erfahrungsmodi wird dadurch erreicht, dass Geschwister oder andere Bezugspersonen in den Als-Ob-Modus eintreten. Sie bringen Sichtweisen hinein, die außerhalb der Vorstellung des Kindes liegen, und zeigen, dass »die Realität verzerrt werden kann, indem man spielerisch auf sie einwirkt« (Fonagy & Target, 2006, S. 370). Das Kind erkennt nun, dass seine Gedanken und Gefühle zwar von der Außenwelt beeinflusst, aber keine äquivalenten Abbilder dieser sind. »Sie könnten auch anders sein und andere haben andere Einstellungen zur Realität als es selbst – sowohl andere Gefühle als auch andere Gedanken« (Dornes, 2004, S. 184).

Beeinträchtigungen der Mentalisierungsfähigkeit sind dadurch gekennzeichnet, dass die Abkopplung zwischen innerlich und äußerlich repräsentierter Welt nicht ausreichend gelungen ist. Wie bereits erwähnt, erfolgt im Idealfall eine Entwicklung von der Fraktionierung der Erfahrungsmodi zur Integration. Bateman & Fonagy (2008) gehen davon aus, dass sich diese Integration bei Menschen mit Borderline-Persönlichkeit weitgehend nicht vollzogen hat und diese nicht in einem mentalen, sondern in einem teleologischen oder überaktiven Modus denken. Sie wechseln ständig zwischen Blockierung und überaktiver Mentalisierung.

Überaktive Mentalisierung

In der überaktiven Mentalisierung (vgl. Fonagy & Target, 2002, S. 189) wird in fokussierter Form über die mentalen Zustände des Gegenübers nachgedacht, um von den eigenen seelischen Zuständen abzulenken. Fonagy und Target (2000, S. 970) sprechen in diesem Zusammenhang auch von »Falschgeld«.

> »Im obigen Beispiel der Begegnung mit dem Bekannten auf der Straße hat er [...] zunächst die Mentalisierung blockiert. Am nächsten Tag aber ist er in der Krise. Er findet, dass ihn alle meiden, weil er so unerträglich ist. Er begegnet seinem Freund, der in sich gekehrt scheint und ›mentalisiert‹ nun, auch der finde ihn unerträglich und sei deshalb zurückweisend. Er macht ihm deswegen Vorwürfe, und der Freund wird ihn dann tatsächlich zurückweisen – ein typischer Fall projektiver Identifizierung« (Dornes, 2004, S. 189).

Physischer und psychischer Missbrauch haben in besonderem Maße eine Einschränkung der Mentalisierungsfähigkeit zur Folge. Misshandlungen oder Vernachlässigung in der Kindheit führen oftmals zu desorganisierten Bindungen, sodass die Kinder »über keinerlei kohärente Strategie im Umgang mit bedrohlichen Situationen, wie z. B. Trennungen, verfügen« (ebd., S. 191). Solche Kinder befinden sich in einem Zwiespalt. Die Personen, bei denen sie Schutz und Sicherheit suchen, sind gleichzeitig diejenigen, vor denen sie sich schützen müssen, weil sie von ihnen misshandelt werden. Die mentalen Zustände des Gegenübers zu verstehen, würde bedeuten, die destruktiven Absichten des anderen zu entdecken. So wird »die Wahrnehmung übel wollender Motive bei emotional wichtigen Personen vermieden« (ebd.) und im teleologischen Modus mentalisiert. Umgekehrt kann es auch zutreffen, dass das Kind hochsensibel für die emotionalen Zustände seiner Bezugspersonen wird, um diese entsprechend einschätzen und darauf reagieren zu können (überaktive Mentalisierung). Dabei bleibt allerdings die Fähigkeit, die eigenen mentalen Zustände zu verstehen, auf der Strecke.

Das Mentalisierungskonzept geht davon aus, dass frühe Interaktionen mit traumatisierenden und gewaltbereiten Erwachsenen hinderlich für die Entwicklung von Selbst- und Objektrepräsentanzen sind. Buchholz, Lamott und Mörtl (2008) stellen dem ihre Befunde zu Narrativen von Sexualstraftätern gegenüber. Diese zeigen, dass sich Sexualstraftäter häufig

> »zwar über lange Strecken der Gruppentherapie als naive Realisten zeigen, also scheinbar der Mentalisierung ermangeln, zugleich jedoch ein erhebliches Maß an gekonnter manipulativer Kompetenz entfalten […]. So geschickt Aufmerksamkeit zu lenken, Darstellungen zu verwirren, kommunikative Fluchten zu organisieren kann nicht vorgestellt werden, ohne dass es eine Repräsentanz des anderen gibt, dessen emotionaler wie kognitiver Zustand gleichsam ständig in die Planung der eigenen Konversationsbeiträge raffiniert ›eingerechnet‹ wird« (Buchholz et al., 2008, S. 80).

Auch Cruth (2015) weist darauf hin, dass bei Gewalttätern hoch entwickelte Mentalisierungsfähigkeiten vorliegen können und begründet dies mit der besonderen Form der Pseudo-Mentalisierung. Der

> »rein instrumentelle Charakter unterscheidet Pseudo-Mentalisierung von wahrer Mentalisierung. Bei dem pathologischen Phänomen der Psychopathie ist es wichtig, zwischen Perspektivübernahme und Empathie zu unterscheiden: Weil Empathie eine emotionale Reaktion bei einem Selbst hervorruft, wird sie als Folge der Perspektivübernahme gesehen. Eine Perspektivübernahme benötigt aber Mentalisierung, so dass Psychopathen als selektiv in ihrer Mentalisierung beeinträchtigt gelten, d. h. sie mentalisieren kognitiv ohne affektiven Bezug« (ebd., S. 33).

Mentalisierungsdefizite zeigen sich demnach in Schwierigkeiten, eigene mentale Zustände und diejenigen des Gegenübers korrekt zu identifizieren. Das lässt sich wie folgt in vier Aussagen konkretisieren: Personen mit Mentalisierungsdefizit sind

> »1. […] teilweise im Als-Ob-Modus des Denkens fixiert, teilweise im Äquivalenzmodus, teilweise alternieren sie zwischen beiden; 2. […] [sie] hemmen die Mentalisierung, indem sie auf den teleologischen Denkmodus regredieren. 3. Sie alternieren zwischen Bedeutungsblockierung (im teleologischen Modus) und unkorrekter und/oder überaktiver Mentalisierung. Eine

> weitere Variante […] besagt, dass sie 4. ›fraktioniert‹ mentalisieren« (vgl., Dornes, 2004, S. 189).

Bei ein und derselben Person ist die Qualität der Mentalisierung nicht durchgängig gleich, sondern an bestimmte Situationen und Personen gekoppelt. Das Mentalisieren ist in diesem Sinne fraktioniert. Bedeutsam und emotional erlebte Beziehungen gehen dabei vermehrt mit Einschränkungen der Mentalisierungsfähigkeit einher (vgl. ebd., S. 195). Dieser Aspekt wird an spätere Stelle noch weiter differenziert (vgl. Kapitel 3.5). Er ist von besonderer Bedeutung für das Verstehen von Defiziten des Mentalisierens innerhalb von Paarbeziehungen.

An dieser Stelle sei, so wie Fonagy und Target (2006, S. 374) es betonen, darauf hingewiesen, dass von Anomalien der Mentalisierungsfunktion nicht auf eine Entwicklungshemmung oder Regression geschlossen werden sollte. Vielmehr geht die abweichende Reflexionsfähigkeit mit hochkomplexen Fähigkeiten einher:

> »In diesem Fall ist die Unausgewogenheit insofern eine ›Entwicklungsleistung‹, als das Individuum aktiv die Trennung von Kontexten aufrechterhalten muß, die normalerweise nach Integration streben. Innerhalb eines bindungstheoretischen Bezugsrahmens können wir sagen, daß das Selbst in diesem Fall so organisiert ist, daß bestimmte innere Arbeitsmodelle starke reflektierende Komponenten enthalten – Erwartungen in bezug auf die mentalen Zustände des Selbst und des Anderen –, während andere Arbeitsmodelle verarmt wirken und nur minimale Mentalisierungsfähigkeiten zu erkennen geben« (ebd., S. 373f.).

2.7 Kritik am Mentalisierungsmodell

Das Mentalisierungsmodell muss als Arbeitsmodell gesehen werden, welches nicht unkritisch übernommen werden kann. Fonagy und Target benennen selber folgende problematische Aspekte:

1. Das Modell bezieht sich speziell auf Menschen mit schweren Persönlichkeitsstörungen und weniger auf solche mit Neurosen (oder gar auf Paare),
2. es ist sehr kognitionslastig,
3. die Mentalisierung wird sehr fokussiert,

4. das Modell betrachtet die Ursache der Störungen vorwiegend in der frühen Mutter-Kind-Interaktion und deutet nur vage Erklärungen von Mentalisierungsproblemen durch spätere Traumata an (vgl. ebd., S. 379f.).

Das Mentalisierungsmodell geht davon aus, dass der Säugling zunächst kein Bewusstsein, sondern höchstens eine vage Idee über seine emotionalen Zustände besitzt. Hier bleibt unkonkret, inwiefern er dann den gespiegelten Affekt mit seinem primären emotionalen Zustand in Verbindung bringen und ihn womöglich als »falsch« erfahren kann. Dornes (2004, S. 180) weist darüber hinaus in Anlehnung an Klitzing (2002) darauf hin, dass das Mentalisierungsmodell eine dyadische Beziehung in den Fokus stellt und die Einbeziehung eines Dritten außer Acht lässt, obwohl von einem förderlichen Einfluss des Triadischen für die Mentalisierungsfähigkeit ausgegangen werden kann.

Beachtlich ist es, dass es der Forschungsgruppe um Fonagy und Target gelungen ist, die Regulation von Emotionen in einem unmittelbaren Zusammenhang mit der Mentalisierung und der damit einhergehenden Entfaltung des Selbst vor dem Hintergrund frühkindlicher zwischenmenschlicher Interaktion zu betrachten.

3 Mentalisieren in der Paarbeziehung

Eine gelingende Paarbeziehung[11] ist ohne die meist früh erworbene Fähigkeit zu mentalisieren, das heißt ohne die imaginative Tätigkeit, menschliches Verhalten auf der Basis von Gefühlen, Wünschen, Begehren und Zielen wahrzunehmen, zu interpretieren und zu verstehen, nicht denkbar. Bemühen sich Paare darum, die inneren Zustände, Wünsche, Ziele und Bedürfnisse des anderen zu verstehen, ist das nichts anderes als Mentalisieren. Mentalisieren schließt aber auch die Fähigkeit mit ein, wie aus einer Vogelperspektive auf sich selbst und die eigenen Beweggründe, Gefühle, Bedürfnisse und Ziele blicken zu können. Beides, sowohl die Sicht auf sich selbst als auch die Einfühlung in den anderen, zeichnet die Fähigkeit der Mentalisierung aus. Beides ist nötig, um Missverständnisse in einer Partnerschaft aufdecken zu können, Entwicklung in dieser zu ermöglichen und ein kohärentes Bild von sich selbst und dem anderen entwickeln zu können.

Das Mentalisierungskonzept wird aktuell als ein multidimensionales Konstrukt verstanden. Das bedeutet, dass das Mentalisieren in Paarbeziehungen an multimodale Einflussfaktoren wie Bindungsstrategien, Stress und Informationsdefizite gekoppelt ist. Mentalisierungsdefizite zeigen sich dabei in besonderem Maße in Partnerschaften, in denen Regulationsstrategien fehlen und ein oder beide Partner Merkmale einer Borderline-Persönlichkeitsstruktur aufweisen.

3.1 Bindungsstrategien und Mentalisierungskompetenz im Erwachsenenalter

Wie oben beschrieben, verhalten sich Explorations- und Bindungsverhalten komplementär zueinander. Je mehr das Bindungsverhalten aktiviert ist, umso

11 Wenn im Folgenden von Paarbeziehung die Rede ist, ist eine im Ursprung sexuell motivierte und soziale Gemeinschaft zwischen zwei Erwachsenen gemeint.

weniger Exploration – auch in Bezug aufs Mentalisieren – ist möglich. Entsprechend verhält es sich zwischen Bindungsverhalten und der Fähigkeit zu mentalisieren (vgl. Abb. 3). Ist das Bedürfnis nach Bindung befriedigt, wirkt sich dies positiv auf das Mentalisieren aus. Stehen demgegenüber Verhaltensweisen zur Sicherung der Bindung im Vordergrund, wirkt sich dies negativ auf die Mentalisierungskapazitäten aus: In Situationen gefühlter Unsicherheit wird das Bindungssystem aktiviert und die Exploration mentaler Zustände heruntergefahren.

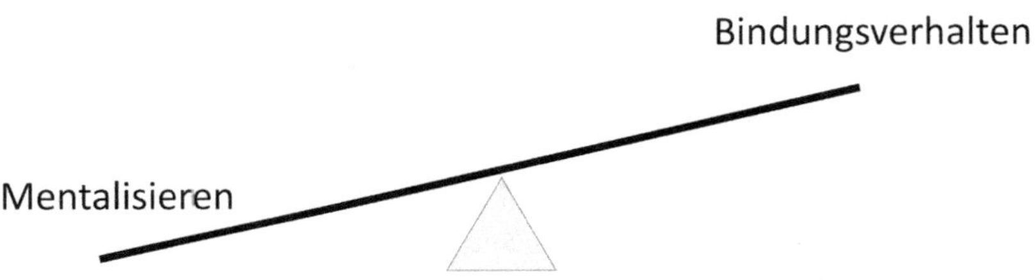

Abb. 3: Wippe Mentalisieren und Bindungsverhalten

Bindungsstrategien spielen in Partnerschaften eine besondere Rolle. Betrachten wir im ersten Schritt den Zusammenhang zwischen Bindung und Paarbeziehung, um von hier aus im zweiten Schritt Aussagen über Mentalisierungskompetenzen in Bezug auf das Bindungsverhalten in Paarbeziehungen treffen zu können.

In einer Paarbeziehung ist das Bindungssystem in besonderem Maße aktiviert: Es wird auch bei Erwachsenen durch belastende Situationen angesprochen. Dabei fungiert der Liebespartner als sicherheitsspendender Hafen. Der Wunsch nach Nähe sowie die Angst vor Verlust sind hier besonders hoch. Nicht erwiderte Bindungswünsche erzeugen emotionalen Stress, der das bindungssuchende Verhalten wiederum verstärkt.

In Bezug auf das Bindungssystem haben die Faktoren aktuelle Beziehungsperson, Bindungsgeschichte und Gebrauch sicherer versus hyperaktivierender und deaktivierender Bindungsstrategien einen Einfluss auf die Mentalisierungsfähigkeit. Forschungen zur Bindung im Erwachsenenalter zeigen, dass spätere Bindungsstrategien in einem unmittelbaren Zusammenhang mit frühen Bindungserfahrungen, also der Bindungsgeschichte, stehen (vgl. Brisch, 2001, 2012; Gloger-Tippelt, 2012; Grossmann et al., 2002, 2006; Sydow, 2012; Zeifman & Hazan, 2008). Die Bindungsforschung geht davon aus, dass »Bindungsbeziehungen im Erwachsenenalter im Wesentlichen dieselben Merkmale und Funktionen haben wie Bindungsbeziehungen in der Kindheit« (Berkic & Quehenberger, 2012, S. 36).[12] Nach Bowlby (1980, 1988) folgt der erwachsene Mensch bei der Gestaltung von Beziehungen einem durch frühe Erfahrungen erworbenen inneren Arbeitsmodell. Die Übertragung des in der Kindheit erworbenen Beziehungswissens auf spätere Beziehungen beeinflusst die Erwartungshaltung sowie die Wahrnehmung des aktuellen Partners und beeinflusst das Verhalten ihm gegenüber.

Welche Motive, Bedürfnisse und Emotionen beim anderen mentalisiert werden, hängt mit den in der frühen Kindheit entwickelten Beziehungsrepräsentanz zusammen. Bei sicherem Bindungsstil werden dem Gegenüber eher positive Motive und Absichten unterstellt. In einer Paarbeziehung bedeutet dies, dass der andere einen »Vertrauensvorschuss« erhält. Aus positiven Beziehungserfahrungen bilden sich andere Erwartungen darüber, wie jemand sich verhält und warum er etwas tut. Werden positive Absichten unterstellt, so kommt es zu weniger Kränkungen innerhalb der Beziehung. Dazu ein Beispiel:

> Herr K. deckt den Tisch. Dabei gibt er sich Besteck, seiner Frau allerdings nicht. Frau K. deutet dies als Missachtung ihrer Person. Sie fühlt sich in ihrem Bedürfnis verletzt, von ihrem Mann wahrgenommen und wertgeschätzt zu werden.

Im Falle positiver Bindungserfahrungen würde eine Vorannahme, dass der Mann aus Missachtung der Person handeln könnte, wenn er ihr, in diesem Fall, kein Besteck gibt, weniger in Betracht gezogen. Die Erwartungshaltung und die Bewertung der Situation – sprich der Hintergrund, vor dem mentalisiert wird – ist eine andere. Könnte Frau K. auf positive Bindungs- und Beziehungserfahrungen zurückgreifen, würde sie die Situation gegebenenfalls anders interpretieren und ihrem Mann keine bösen Absichten unterstellen. Darüber hinaus kann bei positiver Bindungserfahrung ein positiveres Selbstbild internalisiert werden. Der Partner muss nicht dazu benutzt werden, um sich liebenswert und geschätzt zu fühlen. In Bezug auf das Fallbeispiel wäre

12 Allerdings ist die Eltern-Kind-Beziehung asymmetrisch, während die Rollen in der Beziehung zwischen zwei Erwachsenen in der Regel zwischen dem Unterstützenden und dem Unterstützer oszillieren. Auch in Bezug auf Versorgungsabhängigkeit und Sexualität lassen sich die Beziehungen unterscheiden (vgl. von Syndow, 2012, S. 288).

Frau K. nicht auf die Bestätigung durch die Aufmerksamkeit von ihrem Mann angewiesen, um sich selber als wertvoll und liebenswert erachten können.[13]

Durch eine sicher generalisierte Bindungsrepräsentanz kann in einer Partnerschaft das Grundbedürfnis nach Autonomie und Verbundenheit befriedigt werden. Wird diesem Grundbedürfnis entsprochen, ermöglicht dies den Partnern,

> »einerseits die eigenen alltäglichen Erfahrungen, Ängste und Nöte mit dem Partner zu teilen, andererseits gleichzeitig aber auch die eigene Meinung sowie individuelle Wünsche und Bedürfnisse offen zum Ausdruck zu bringen, ohne dass die Beziehung hierdurch gefährdet wird« (Beckh, 2008, S. 149).

Die Aushandlung zwischen Autonomie und Verbundenheit in einer Partnerschaft kann als ko-konstruktiver Prozess verstanden werden, der durch die aktuelle Beziehung sowie durch die Beziehungserfahrungen, die jeder Partner für sich schon in frühester Kindheit gesammelt hat, gestaltet wird (vgl. ebd., S. 149).

Berkic und Quehenberger (2012) legen anhand einer Studie zur Emotionsregulation und Bindung bei Langzeit-Ehepaaren dar, dass Bindungssicherheit zu einer weniger verzerrten Wahrnehmung und Erlebensweise des Partners führt. Konkret kommen sie zu dem Ergebnis: Je positiver die frühen bindungsbezogenen Erfahrungen einer Person sind, »desto genauer kann diese Person – fünfzig Jahre später – die Gefühle ihres Ehepartners beurteilen und angemessen auf sie reagieren«, also die Emotionen in einer Beziehung regulieren. Weiter führen sie aus, »dass die Bindungssicherheit eines Partners nicht nur – wie theoretisch angenommen – seine eigene Wahrnehmung und sein eigenes Verhalten beeinflusst, sondern auch das seines Gegenübers mitbestimmt« (ebd., 53). Beide Partner beeinflussen sich gegenseitig in ihren Emotionsregulations- und Mentalisierungskompetenzen. Eine früh erworbene Bindungssicherheit kann sich dabei langfristig positiv auf die Paarstabilität auswirken.

Forschungen aus der Neuropsychologie zeigen, dass unser Verhalten und unsere inneren Vorstellungen maßgeblich von unseren Emotionen reguliert werden (vgl. Damasio, 2003, 2009). Damit stehen unsere Mentalisierungsfähigkeiten und die Fähigkeit, Emotionen zu regulieren, die in Bindungsbe-

13 Der Buchtitel *Liebe dich selbst, und es ist egal, wen du heiratest* von Eva-Maria Zurhorst (2004) bringt dies meines Erachtens sehr prägnant auf den Punkt.

ziehungen erworben wird, in einem direkten Bezug zueinander. Mentalisieren umfasst aber nicht nur emotionale, sondern auch kognitive Fähigkeiten. Deren Entwicklung steht ebenfalls in Bezug zur Bindungsrepräsentanz: Eine sicher generalisierte Bindungsrepräsentation kann die kognitive Entwicklung positiv beeinflussen, da bei einer sicher gebundenen Beziehung weniger Aktivität und Energie in das Bindungsverhalten fließen muss und somit mehr Kapazität für das Explorationsverhalten zur Verfügung steht. Über das Explorationsverhalten bilden sich kognitive Fähigkeiten (vgl. Lohaus & Vierhaus, 2015, S. 114), diese wiederum haben Einfluss auf die Stabilität von Liebes- und Freundschaftsbeziehungen. Entscheidend ist hier die Ausbildung eines formalen Denkniveaus, das ein Denken in Möglichkeiten und Wahrscheinlichkeiten sowie den Einbezug einer zeitlichen Perspektive ermöglicht (vgl. Seiffge-Krenke, 2009, S. 123).

Beziehungskrisen bedeuten eine hohe Stress-, Belastungs- und Bedrohungssituation. Hierbei kommt es vermehrt zur Reaktivierung pathologischer Interaktionsrepräsentanzen aus früheren bedeutsamen Beziehungen. Beziehungskrisen können als Beeinträchtigung der Bindung und Sicherheit verstanden werden, in der dysfunktionale und traumatische Beziehungserfahrungen reaktiviert werden und zu Entwertungen, Verletzungen und Rückzug führen können (vgl. Greenberg & Johnson, 1988). Die Reaktivierung einer ambivalenten Bindungserfahrung geht mit einer Hyperaktivierung des Bindungssystems einher. Der Betroffene ist fortwährend bestrebt, die Emotionen anderer zu interpretieren, um die psychische Erreichbarkeit aufrecht zu erhalten (vgl. Cruth, 2015, S. 31). Dies ist beispielsweise dann der Fall, wenn eine Frau fortwährend damit beschäftigt ist, die Gefühle ihres Mannes zu deuten. Dabei wird vorwiegend affektiv mentalisiert.

Bei einer unsicher-vermeidenden Bindungsrepräsentation wird demgegenüber das Bindungssystem deaktiviert und eher kognitiv mentalisiert. »Mentale Zustände bei sich selbst und anderen werden ausgeblendet, um die eigene Autonomie hervorzuheben und Kontrolle über die Situation zu behalten« (ebd., S. 21f.). Zeigen beide Partner ein extrem ausgeprägtes Autonomiebestreben, birgt das die Gefahr, dass eine Partnerschaft ihren Exklusivcharakter gegenüber anderen freundschaftlichen Beziehungen verliert. Starre Innengrenzen bei diffusen Außengrenzen können in der Angst der Partner vor Selbstverlust begründet sein.

Der desorganisierte Bindungsstil, der insbesondere bei Borderline-Persönlichkeitsstrukturen zu finden ist, oszilliert zwischen diesen beiden Ausprägungen. Der tiefe Wunsch nach Nähe und Geborgenheit steht einer starken Angst vor Selbstverlust gegenüber. Die Betroffen führen oftmals intensive, aber instabile und häufig wechselnde Beziehungen, in denen sie zwischen Idealisierung und Entwertung schwanken und Trennungsängste die Beziehung bestimmen. Der Partner fungiert dabei als Spiegel des Selbst und ist aufgrund fehlender Selbst- und Objektrepräsentanzen lebensnotwendig.

> »Menschen mit einer Borderline-Persönlichkeitsstruktur »verfahren auch in Liebesbeziehungen stets nach dem Prinzip ›alles oder nichts‹ – es gibt nur die Verschmelzung mit dem Partner oder die Notwendigkeit einer Trennung. [...] Dabei geht es in den Beziehungen von ›Borderlinern‹ weniger als bei einer reifen Liebesbeziehung um Lieben und Geliebtwerden. Sie empfinden sich oft als nicht wirklich liebenswert und entwerten sich parallel zur Existenz ihrer Omnipotenzgefühle« (Dulz & Schneider, 1996, S. 40).

Halten wir fest: Früh erworbene Bindungsstrategien haben einen direkten Einfluss auf Mentalisierungskompetenzen und Beziehungsqualitäten im Erwachsenenalter. Zum einen benötigen Mentalisieren und Beziehungsgestaltung kognitive und affektive Kompetenzen, deren Erwerb eine sichere Bindung voraussetzt. Zum anderen fungieren früh erworbene Beziehungserfahrungen als Arbeitsmodell für spätere Beziehungen und beeinflussen einerseits, wie der aktuelle Partner wahrgenommen, sein Verhalten eingeschätzt und Emotionen reguliert werden, und andererseits, auf welche kognitiven und emotionalen Kompetenzen der Partner wiederum in seinem Verhalten zurückgreifen kann. Im Laufe des Lebens ist es dabei möglich, frühere, ungünstige Bindungserfahrungen durch neue, sichere Erfahrungen zu ersetzen.

3.2 Mentalisieren und Stress

Mentalisieren wird nicht als statische, sondern als dynamische und vielfältige Fähigkeit aufgefasst, »die von Stress und Erregung (insbesondere in spezifischen Bindungsbeziehungen) beeinflusst wird« (vgl. Cruth, 2015, S. 28). Stress ist ein erheblicher Belastungsfaktor in Paarbeziehungen. Er hemmt die Mentalisierungskompetenzen der Partner. Bei Stress und emotionaler Erregung wird das Bindungssystem aktiviert und die Exploration mentaler Zustände heruntergefahren (vgl. Abb. 4).

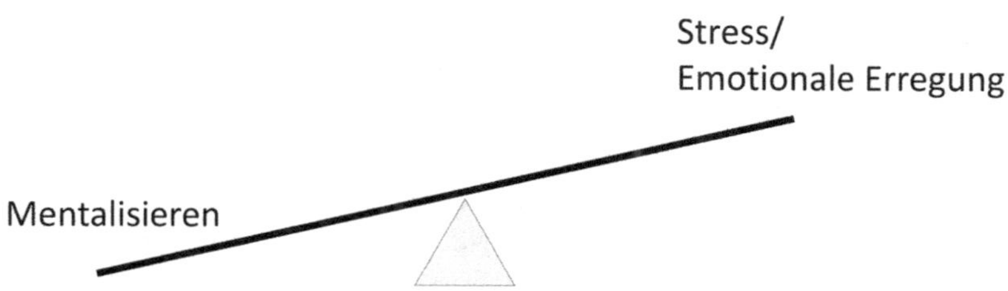

Abb. 4: Wippe Mentalisieren und Stress

Betrachten wir diesen Aspekt genauer, indem wir im ersten Schritt den Einfluss von Stress auf Paarbeziehungen im Allgemeinen und im zweiten Schritt die Verbindung zwischen Stress und der Fähigkeit zu mentalisieren im Speziellen beschreiben.

3.2.1 Vulnerabilitäts-Stress-Adaptionsmodell

Im Vulnerabilitäts-Stress-Adaptionsmodell von Karney und Bradbury (1995) wird der Einfluss von Stressfaktoren und Stressbewältigungsstrategien auf die Partnerschaft deutlich (vgl. Abb. 5). Basierend auf einer Metaanalyse von 115 Langzeitstudien macht sich dieses Modell zur Aufgabe, zur Erklärung und Vorhersage von Paarzufriedenheit und Paarstabilität beizutragen.

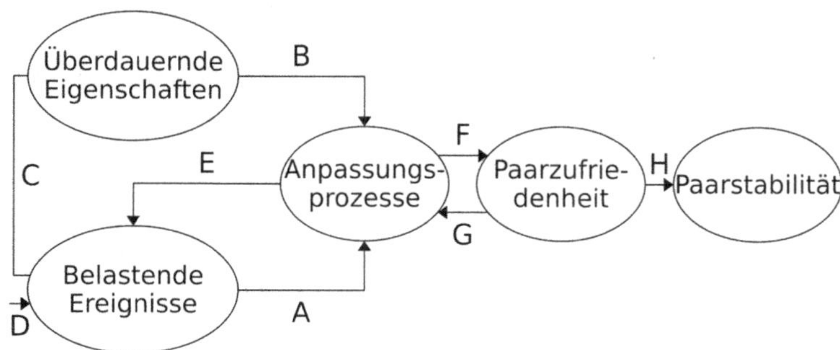

Abb. 5: Vulnerabilitäts-Stress-Adaptionsmodell (vgl. Karney & Bradbury, 1995, S. 23)

Das Modell beschreibt den Zusammenhang zwischen überdauernden Faktoren (z.B. Persönlichkeitseigenschaften wie Einstellungen zur Beziehungsgestaltung, Beziehungsdauer oder das Vorhandensein von Kindern), belastenden Ereignissen (z.B. Arbeitslosigkeit, Konflikte innerhalb der Partnerschaft oder Stress in der Kindererziehung) und den Anpassungsprozessen (Konflikt- und Stressbewältigungsmechanismen) eines Paares. Die Anpassungsprozesse beeinflussen das Erleben der Belastungen und die Paarzufriedenheit und umgekehrt. Die Paarzufriedenheit hat zudem Einfluss auf die Stabilität einer Partnerschaft. Paare, die problematische überdauernde Eigenschaften mit in die partnerschaftliche Beziehung bringen, starken Belastungen ausgesetzt sind und denen wenige Formen der internen oder dyadischen Stressbewältigung zur Verfügung stehen, haben demnach eine schlechte Prognose in Bezug auf das Gelingen ihrer Partnerschaft (vgl. Schneewind & Wunderer, 2003, S. 242f.).

3.2.2 Stressabhängiges Schaltmodell der Mentalisierung

Die Verknüpfung zwischen Stress und Bindungsaktivierung zum expliziten beziehungsweise impliziten Mentalisieren wird im stressabhängigen Schaltmodell der Mentalisierung (Luyten et al., 2011) veranschaulicht (vgl. Abb. 6). Nach Luyten und Kollegen (2015) setzt sich das individuelle Mentalisierungsprofil aus den Faktoren Beziehung, Umgang mit Stress, der allgemeinen Mentalisierungsfähigkeit sowie dem Vorkommen und der Art prämentalisierender Modi zusammen. Bei Stress kann die Fähigkeit zu mentalisieren zeitweise eingeschränkt oder unterbrochen sein.

Das Modell basiert auf der Grundannahme Mayes' (2006), dass bei steigender emotionaler Intensität (Arousal) präfrontale Hirnprozesse von

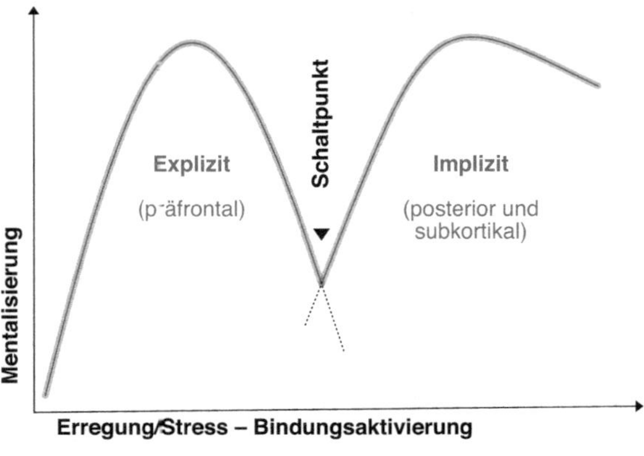

Abb. 6: Stressabhängiges Schaltmodell der Mentalisierung (vgl. Taubner & Sevecke, 2015, S. 171)

posterioren und subkortikalen abgelöst werden. Den präfrontalen Hirnprozessen sind reflexive und kognitive Leistungen zuzuordnen, während posteriore und subkortikale Hirnprozesse für automatische Fight-and-Flight-Reaktionen verantwortlich sind. Auf das Mentalisieren bezogen, bedeutet das: Explizite, kontrollierte Mentalisierungsprozesse nehmen mit zunehmendem Erregungsniveau ab und werden von impliziten, automatischen Mentalisierungsprozessen abgelöst. Die dem expliziten Mentalisieren zugeordneten kortikalen Regionen sind »weitaus langsamer [als die impliziten], da ihrer Aktivierung repräsentationale und verbale Prozesse zugrunde liegen, die mit Bedeutungsattributionen, zielgerichteter Aufmerksamkeit, und damit bewusster Gewahrwerdung mentaler Phänomene einhergehen« (Taubner & Sevecke, 2015, S. 176). Die impliziten Mentalisierungsprozesse sind schneller und demnach frei von bewusster Intentionalität.

> Herr und Frau R. kommen in die Beratung, weil jegliche verbale Kommunikation damit endet, dass sich beide heftig anschreien und aggressiv werden. Sie richten an mich die Frage, was sie in solchen Momenten tun können.

Wenn der Schaltpunkt in akuten emotional belastenden Streitsituationen erstmal überschritten ist, ist eine direkte Streitschlichtung kaum möglich, da kein reflexives Denken und Handeln, sondern nur noch implizite Mentalisierungskompetenzen zur Verfügung stehen. Deshalb sind in diesen Situationen ein Stopsignal und eine räumliche Distanz wichtig. Erst wenn sich die ersten emotionalen Wogen auf beiden Seiten geglättet haben, ist ein konstruktives Gespräch möglich. Der Partner, der das Stopsignal setzt, sollte im Zuge dessen auch einen Zeitpunkt für das Weiterführen des Gesprächs vorschlagen, damit die emotionale Verbindung zwischen den Partner bestehen bleibt und das Bindungssystem nicht noch stärker aktiviert wird. Im Laufe der Beratungsprozesse können Paare dann weiterreichende Bewältigungsstrategien erarbeiten und lernen, die auslösenden Faktoren frühzeitig zu erkennen, um so ihre Schaltpunkte zu verschieben.

Der Umbruch beziehungsweise Schaltpunkt von der expliziten zur impliziten Mentalisierung ist abhängig von der Höhe des Bindungsstresses und den individuellen Bewältigungsstrategien. Je höher die Aktivierung durch den Bindungsstress ist und je schwächer die individuellen bindungsmusterbezogenen Bewältigungsstrategien sind, desto weniger wird im reifen Funktionsmodus mentalisiert und desto mehr kommen prämodale Funktionsmodi zum Tragen.

> »Dies bedeutet, dass in Situationen starker emotionaler Belastung, wie zum Beispiel einem Streit mit dem Partner, Individuen ab einem spezifischen Belastungsgrad nicht mehr auf ihre sonst vorhandenen Mentalisierungsfähigkeiten zurückgreifen können und vielleicht Dinge tun oder sagen, über die sie sich später wundern beziehungsweise die sie bedauern« (ebd., S. 171).

Bei einer sicheren Bindungsstrategie kann weitaus mehr Stress kompensiert werden, bevor der Schaltpunkt erreicht wird. Zudem kann schneller in den expliziten Mentalisierungsmodus zurückgekehrt werden.

Wesentlich für das Verstehen einer Paardynamik ist: Stress- und Belastungssituationen aktivieren das Bindungssystem und schränken die Mentalisierungsfähigkeit ein.

3.3 Mentalisieren und Informationsdefizite

Informationsdefizite wirken sich negativ auf die Fähigkeit zu mentalisieren aus. Beginnen wir diese Ausführungen mit einem Selbsttest:

> Sie sitzen in einem Restaurant. Am Nachbartisch beobachten Sie das Paar K. Er nimmt zwischendurch sanft ihre Hand und blickt ihr tief in die Augen. Was denken Sie?
>
> An einem anderen Nachbartisch beobachten Sie das Paar E. Beide blicken kaum auf und unterhalten sich während des ganzen Essens nicht. Was denken Sie?

Aufgrund von Beobachtungen treffen wir mentalisierte Annahmen. Beim Mentalisieren ziehen wir Rückschlüsse auf die inneren Zustände von uns selbst und anderen. Was wir in diesem Fall vielleicht nicht wissen, ist, dass das Paar E. das Essen und die Zweisamkeit still genießt und Herr K. seine Frau vor dem Restaurantbesuch zu Hause noch geschlagen hat.

In meiner Beratungspraxis ist mir aufgefallen, dass Mentalisierungsschwierigkeiten gehäuft mit Informationsdefiziten zusammenhängen. Die so entstandenen Informationslücken werden in der Regel mit eigenen Fantasien und Vorstellungen gefüllt. Anders als vielleicht im obigen Beispiel fallen die eigenen Ideen und Vorstellungen über andere häufig negativer aus.

Betrachten wir dazu im Folgenden zwei Beispiele einer beeinträchtigten Mentalisierung:

> Herr A. ist in einer Einzelberatung bei mir. Zu einer Beratungssitzung kommt er sehr aufgeregt mit den Worten: »Ich habe mich mit meiner Frau gestritten. Als ich von meiner Zwölfstundenschicht nach Hause gekommen bin, war sie dann nicht mehr da. Sie hat sich bei ihrer Freundin einquartiert und heult sich wieder bei ihr über mich aus. Der laufe ich jetzt nicht mehr hinterher. Das habe ich früher oft genug gemacht. Die kann sich ja melden.« In der folgenden Sitzung sagt er mir in Bezug auf diesen Vorfall kleinlaut, dass er mir noch etwas sagen müsse. Seine Frau habe Nachtschicht gehabt und sei deshalb nicht nach Hause gekommen. An diese Möglichkeit habe er gar nicht gedacht.

Die folgende Szene hat sich bei Paar B. zugetragen:

> Das Paar B. befindet sich mit dem kleinen Sohn an den Ostertagen im Urlaub. Frau B. hat als Reiseproviant Saft mitgenommen.
>
> Herr B.: »Kann ich den Orangensaft trinken?«
>
> Frau B.: »Klar, nur lass mir und unserem Sohn auch noch etwas übrig.«
>
> (Herr B. trinkt den Orangensaft.)
>
> Herr B.: »Der Saft schmeckt mir nicht besonders gut.«
>
> Herr B. gießt sich den restlichen Saft aus der Flasche ein. Das Paar beginnt zu streiten.

Frau B. kritisiert ihren Mann, dass er ihr und ihrem Sohn nichts vom Orangensaft übrig gelassen habe und das, obwohl ihm der Saft noch nicht einmal schmecke. Herr B. wirft seiner Frau vor, dass sie überempfindlich sei und sich zu sehr darüber aufrege, dass er den Saft getrunken habe. In diesem Streit denkt Frau B., dass Herr B. weiß, dass dies die einzige Orangensaftflasche ist, die noch für die Ostertage vorhanden ist. Herr B. denkt demgegenüber, dass Frau B. weiß, dass er noch mehr Orangensaftflaschen ins Auto gepackt hat. Beide können sich diesbezüglich nicht vorstellen, dass der andere nicht dasselbe Wissen hat wie er selbst. Das Paar unterstellt sich gegenseitig »böse« Absichten.

In den Fallbeispielen zeigt sich, dass fehlende Informationen zu inadäquatem Mentalisieren und zu Missverständnissen führen können. Der Zusammenhang zwischen Informationsdefiziten und Mentalisierungsschwierigkeiten kann in einem Kreislauf dargestellt werden (vgl. Abb. 7).

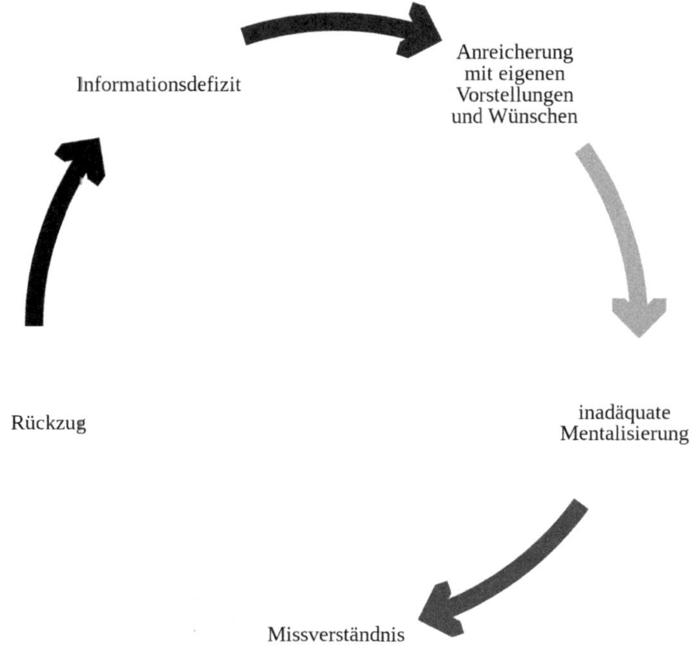

Abb. 7: Informationsdefizit-Kreislauf des Mentalisierens

Informationsdefizite führen dazu, dass die Lücken mit eigenen Ideen, Vorstellungen und Fantasien angereichert werden. Ungeprüfte eigene Fantasien und Vorstellungen führen vermehrt zu falschen Zuschreibungen der inneren Zustände und Motive des anderen. Diese inadäquate Mentalisierung hat Missverständnisse zur Folge, aus denen vermehrt Rückzugstendenzen bei einem oder beiden Partnern entstehen. Durch diesen Rückzug ist wiederum der Informationsaustausch zwischen den Partnern verringert. Die daraus entstehenden Informationsdefizite führen letztlich erneut zu einer inadäquaten Mentalisierung.

3.4 Mentalisierungsdimensionen

Mentalisieren wird nicht als statische, sondern als dynamische Fähigkeit aufgefasst, die sich auf vielfältige Weise zeigen kann. Luyten und Kollegen (2011) unterscheiden vier sich in Polen manifestierende Dimensionen des Mentalisierens. In Abbildung 8 werden diese Dimensionen grafisch veranschaulicht.

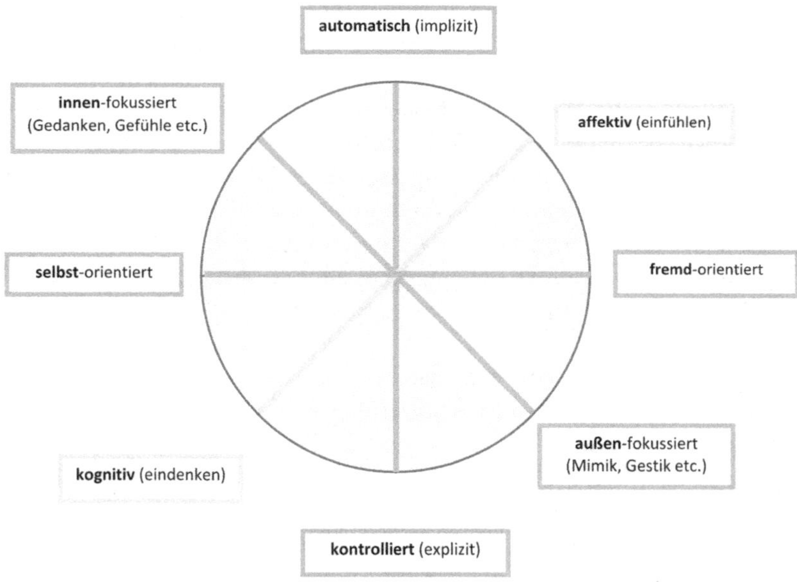

Abb. 8: Vier Dimensionen des Mentalisierens

Je nach Erregungsniveau und zur Verfügung stehenden Bewältigungsstrategien können Mentalisierungsprozesse, wie schon im stressabhängigen Schaltmodell näher beschrieben, explizit-kontrolliert oder implizit-automatisch ablaufen (vgl. Kapitel 3.2.2). Die Gegenpole außen-fokussiert und innen-fokussiert beschreiben eine weitere Mentalisierungsdimension. Mentalisierungsprozesse werden vom Gegenstand, der mentalisiert wird, mitbestimmt. Dieser kann sich zum einem auf direkt beobachtbares Verhalten (außen-fokussiert) beziehen: »Da meine Frau die Nase rümpft, denke ich, dass sie wütend auf das ist, was ich gesagt habe.« Zum anderen kann sich die Mentalisierung aber auch auf Gedanken, Wünsche oder Gefühle beziehen, beispielsweise: »Meine

Frau ist sicherlich wütend.« Der innen-fokussierten Mentalisierung steht kein direktes Verhaltenskorrelat wie beispielsweise eine Mimik oder Geste gegenüber. Die Mentalisierung basiert auf der Schlussfolgerung eines zugeschriebenen mentalen Zustands, der beispielsweise aus einem inneren Gedanken oder Gefühl herrührt. Darüber hinaus kann sich das Mentalisieren an der eigenen Person oder am anderen orientieren. Cruth (2015, S. 31) führt dazu die folgenden Beispiele an: Selbstfokussiert ist die Aussage »Mir macht die Trennung sehr zu schaffen, weil ich sie wirklich geliebt habe«. Die Aussage »Sie wird sich ebenfalls schlecht fühlen, da wir ja auch viele schöne Zeiten erlebt haben« ist demgegenüber auf den anderen bezogen, also fremdorientiert ausgerichtet. Die vierte Mentalisierungsdimension stellt die Pole kognitive und affektive Ebene der Mentalisierung gegenüber. Die Aussage »Ich denke, dass meine Frau wütend ist, weil ich nicht wie versprochen die Küche aufgeräumt habe« bezieht sich auf einen kognitiven Informationsgehalt. Affektiv ausgerichtet ist demgegenüber die Aussage »Auch wenn es mir Angst macht, empfinde ich eine große Zuneigung, wenn ich meine Frau so betrachte«.

Bei Paaren manifestiert sich das Mentalisieren einer Situation nicht selten in unterschiedlichen Mentalisierungsdimensionen. Mentalisiert der Mann beispielsweise stark kognitiv und die Frau affektiv fokussiert, kann dies zu zusätzlichen Schwierigkeiten führen, sich in die Ansichten des anderen hineinzuversetzen. Auf der anderen Seite kann ein Paar das Mentalisieren innerhalb unterschiedlicher Dimensionen aber auch als Ressource nutzen, um über den anderen zu einer Erweiterung der eigenen Perspektive zu gelangen.

3.5 Mentalisieren und Paarkonflikte

Innerhalb von Paarbeziehungen hat das Mentalisieren einen hohen Stellenwert, da hierdurch wichtige Abstimmungsprozesse stattfinden. Das Mentalisieren birgt bei Paaren allerdings auch ein hohes Konfliktpotenzial. Haslam-Hopwood und Kollegen verstehen dahingehend

> »die *Ehe- und Familientherapie* als ein ›Mentalisieren im Sperrfeuer‹, das heißt als Feuerprobe der Bindungsbeziehungen. Diese Beziehungen lösen gewöhnlich die auffälligsten Beeinträchtigungen des Mentalisierens aus;

> gleichwohl ist das effektive Mentalisieren für sie von entscheidender Bedeutung« (Haslam-Hopwood et al., 2009, S. 364; Hervorh. i. O.).

Betrachten wir im Folgenden ein Fallbeispiel, um die Bedeutung des Mentalisierens bei Paarkonflikten zu verdeutlichen:

> Herr M. kommt von der Arbeit nach Hause. Ohne seine Schuhe auszuziehen geht er ins Wohnzimmer und sieht dort seine Frau, die den schreienden Sohn auf dem Arm hält. Frau M. schreit ihren Mann an, er solle gefälligst die Schuhe ausziehen.

Frau M. erklärt sich das Verhalten ihres Mannes als Missachtung ihres Wunsches, in der Wohnung keine Straßenschuhe zu tragen. Es ist nicht vorrangig das Verhalten des Mannes, das die Frau in dieser Situation in Rage bringt, sondern die Erklärung, die sie für sein Verhalten hat. Würde Frau M. das Verhalten des Mannes als Besorgnis dem schreienden Sohn gegenüber begreifen, würde sie die Tatsache, dass der Mann seine Schuhe nicht ausgezogen hat, vielleicht vernachlässigen. Ein zweiter Aspekt kann an diesem Beispiel veranschaulicht werden. Nicht nur wie Frau M. das Verhalten von Herrn M. versteht, sondern auch ihre eigene innere Verfassung beeinflusst ihr Verhalten. Es ist ein Unterschied, ob der Sohn schon zwei Stunden lang oder erst seit einigen Minuten schreit. Schreit der Sohn schon seit zwei Stunden, so ist es wahrscheinlicher, dass durch den Stress die Mentalisierungsfähigkeit der Frau gehemmt ist und sie implizit automatisch das mentalisiert, was sie aus anderen Beziehungserfahrungen kennt (»Ich werde nicht ernst genommen«). Schreit der Sohn nach einem vielleicht sonst entspannten Tag erst seit einigen Minuten, so stehen Frau M. ganz andere Mentalisierungskapazitäten zur Verfügung. Schließlich ist auch die innere Verfassung des Mannes mit dafür entscheidend, ob sich ein Paarkonflikt entwickelt. Nach einem stressigen Arbeitstag fällt die Interpretation des Mannes in Bezug auf das Verhalten seiner Frau sicherlich negativer aus, als wenn er entspannt nach Hause kommt.

Mentalisierungsdefizite innerhalb einer Partnerschaft zeigen sich darin, dass einer oder beide Partner Schwierigkeiten haben, sich adäquat in den anderen hineinzuversetzen. Das heißt keineswegs, dass die Mentalisierung unterminiert sein muss. Euler und Schultz-Venrath (2014, S. 40) unterscheiden zwischen Non-, Hypo-, und Hypermentalisieren. Mentalisierungsblockaden sowie eine verstärkte oder verzerrte Mentalisierung sind situations- und kontextabhängig. Sie treten im Besonderen, wie schon näher beschrieben, bei emotionaler Anspannung und Stress auf. Zudem zeigen sich Mentalisierungsdefizite gehäuft in emotional bedeutsamen Beziehungen. In einer Paarbeziehung wird auf besondere Weise das Bindungssystem aktiviert. Insbesondere in instabilen Phasen einer Paarbeziehung kommt es vorschnell zur Mentalisierung in einem prämentalistischen Modus. Belastungs- und Bedrohungssituationen, besonders wenn diese das Angstniveau steigern, aktivieren das Bindungssystem und schränken die Mentalisierungsfähigkeit ein. »So kommt es für gewöhnlich [...] zu Kampf- oder Fluchtstrategien (implizite Reaktionen im teleologischen Modus) anstatt zu verhandeln (explizite Mentalisierung), um z. B. interpersonale Konflikte gewaltfrei zu klären« (Cruth, 2015, S. 30).

Auch durch unbewusste Machtspiele und Rollenzuweisungen kann das Mentalisieren in Paarbeziehungen blockiert werden. In ihrem Modell der »mentalisierenden Gemeinschaft« verbinden Twemlow und Kollegen (2005) das Mentalisierungskonzept mit der systemischen Sichtweise sozialer Systeme. Sie kommen zu der Erkenntnis, dass Rollenzuweisungen und unbewusste Machtdynamiken die Mentalisierungsfähigkeit vermindern. Vor allem eingefahrene Denk- und Rollenmuster verhindern freie Mentalisierung. Die eingeschränkte Mentalisierung dient dabei der Selbsterhaltung des Systems, auch Autopoiesis (Maturana & Valera, 1980) genannt. Eine eingeschränkte Mentalisierung kann vor diesem Hintergrund als Anpassungsleistung verstanden werden, die Homöostase wiederherzustellen. Kurzfristig kann so das Gleichgewicht in der Paarbeziehung erhalten bleiben, was auch Evolutionsvorteile mit sich bringen kann. Auf lange Sicht führt die Verminderung der individuellen Mentalisierungsfähigkeit allerdings zu einem erheblichen Leidensdruck und zu Partnerschaftskonflikten. »Mentalisierungsdefizite gehen mit dem Verlust des Vertrauens der eigenen Wahrnehmung und dem Abkoppeln der Gefühle einher. In jedem Fall führen sie zu dysfunktionalen interpersonellen Beziehungen« (Piegler & Dümplemann, 2016, S. 183). In Partnerschaften kommt es durch eine fehlgeleitete Mentalisierung zunehmend zu Missverständnissen und verqueren Reaktionen, die wiederum beim anderen zu Wut oder Rückzug führen können. »Sich-falsch-verstanden-Fühlen generiert oft heftige Gefühle, die zu Rückzug, Feindseligkeit oder kontrollierendem Verhalten führen« (Brockmann & Kirsch, 2015, S. 14).

3.6 Prämentalistische Erfahrungsmodi in Paarbeziehungen

Die Qualität der Mentalisierung ist nicht durchgängig gleich, sondern an bestimmte Situationen und Personen gekoppelt. Besonders in Stress- und Belastungssituationen innerhalb bedeutsamer Beziehungen kann in prämentalistische Modi regrediert werden (vgl. Kapitel 3.2).

Betrachten wir konkret, wie sich Mentalisierungsschwierigkeiten in Form von prämentalistischen Modi in Paarbeziehungen zeigen können.

> *Teleologischer Modus:* Frau Sch. kommt völlig gestresst und erschöpft von der Arbeit. Ihr Mann arbeitet gerade im Garten. Sie fühlt sich zurückgesetzt von ihm und zweifelt an, dass ihr Mann sie noch mag. Die aufmunternden Worte des Mannes aus dem Garten, dass er sie liebe, geben ihr keinen Trost. Erst als der Mann seine Gartenarbeit niederlegt, sie in den Arm nimmt und küsst, kommt es bei ihr zu einer psychischen Entlastung.

Im teleologischen Modus wird der Partner häufig für die Befriedigung eigener Bedürfnisse benutzt. Die Fokussierung im teleologischen Modus liegt auf den Bedürfnissen und deren unmittelbarer körperlicher Befriedigung (vgl. Cordes & Schultz-Venrath, 2015, S. 129). »Die Umwelt muss ›funktionieren‹, um innere Spannungszustände zu mindern. Eigene Handlungen werden eingesetzt, um andere zu etwas zu bewegen, verbunden mit intentionaler (Fehl)Interpretation von Verhalten« (Euler & Schultz-Venrath, 2014, S. 396). In dem Beispiel benutzt Frau Sch. ihren Mann, um ihr Stressniveau herunterzuregeln. Ähnlich wie ein Säugling, der die Mutter benötigt, um sich zu regulieren benötigt Frau S. ihren Mann. Da ihr Mann, anders als eine Mutter es bei ihrem Säugling wahrscheinlich tun würde, nicht unmittelbar körperlich spürbar reagiert, unterstellt sie ihm fehlende Zuneigung. Vor dem Hintergrund, dass ihr kindliches Bedürfnis nicht erfüllt wird, kommt es zu einer Fehlmentalisierung.

> *Als-Ob-Modus:* Herr S. fragt seine Frau beim Frühstück, wie das gestrige Klassentreffen gewesen sei. Frau S. erzählt ihrem Mann, dass sie dort einen alten Schulkollegen wiedergetroffen habe, mit dem sie damals eine dreijährige Beziehung gehabt habe. Sie gesteht ihm, dass sie sich an diesem Abend erneut in ihn verliebt habe. Herr S. reagiert unbeteiligt und fragt seine Frau, ob sie ihm die Butter reichen könne.

Herr S. hält im Als-Ob-Modus die Innen- und Außenwelt so getrennt voneinander, dass der Zugang zu seinem inneren Erleben blockiert ist und völlig getrennt von der Situation gehalten wird. Die Gefühle der Frau zu mentalisieren oder aber seine Gefühle zuzulassen, würde wahrscheinlich zu schmerzhaft für ihn sein. Der Rückgriff auf prämentalisitische Modi kann, wie in diesem Beispiel, auch als Fähigkeit verstanden werden und als Schutzfunktion fungieren.

> »Im Als-Ob-Modus ist eine ausgeprägte Vermeidung der Klienten zu bemerken, Konflikte zu aktualisieren und mit sich selbst in Verbindung zu bringen. Diese Vermeidung ist in der Regel mit einem hohen Angstniveau, aber auch mit einer affektiven Indifferenz gekoppelt« (Cordes & Schultz-Venrath, 2015, S. 132).

In der Paarberatung zeigen sich Aussagen im Als-Ob-Modus häufig in affektdistanzierten Phrasen wie beispielsweise: »Wir müssen unsere Kommunikation verbessern.« Befindet sich ein Paar im Als-Ob-Modus, werden die Gedanken und Gefühle des anderen nicht infrage gestellt. In diesem Modus glauben die Partner, genau zu wissen, was der andere denkt, ohne dies zu hinterfragen.

Betrachten wir abschließend den prämentalistischen Modus, in dem mentale Zustände äquivalent mit der psychischen Realität erlebt werden.

> *Äquivalenzmodus:* Frau M. schlägt nach einem Telefonat die Tür wütend hinter sich zu. Herr M. bezieht dies auf sich und fühlt sich angegriffen und ungerecht behandelt. Ein Perspektivwechsel, dass der Ärger nicht ihm gelten könnte, ist ihm nicht möglich.

Taubner und Sevecke (2015) führen das folgende Beispiel an:

> »Eine Patientin berichtet […] aufgeregt davon, dass ihr Partner am Tag zuvor volltrunken nach Hause gekommen war, während sie eine schwierige Entscheidung treffen musste und vorher seine Hilfe erbeten hatte. Als nun die Therapeutin, ironisch markiert, das Verhalten des Partners als ›besonders hilfreich‹ bezeichnete, fühlte sich die Patientin sehr missverstanden, da sie die Ironie der Therapeutin im Denkmodus der psychischen Äquivalenz nicht verstehen konnte« (Taubner & Sevecke, 2015, S. 177).

Im Äquivalenzmodus werden die eigenen Gedanken und Gefühle in einen unmittelbaren Zusammenhang mit den aktuellen äußeren Begebenheiten gebracht. Die Fähigkeit zum Perspektivenwechsel ist kaum möglich. Das innere Erleben wird im Äquivalenzerleben direkt mit dem Außen verknüpft und als physische Realität erlebt. »Im Äquivalenzmodus werden Menschen und manchmal auch Dinge als allumfassend im Sinne einer Selbst-Objekt-Differenzierungsstörung wahrgenommen, sodass eine relativierende Wahrnehmung oder Beschreibung kaum möglich ist« (Cordes & Schultz-Venrath, 2015, S. 129). Cordes und Schultz-Venrath (ebd., S. 132) sehen zudem im Rahmen des Äquivalenzmodus »eine geringere Toleranz gegenüber Abstraktionen und hypothetischen Fragen«. Aus dem Modus der psychischen Äquivalenz kann in der Paarberatung zum Beispiel über das reale Wechseln einer Perspektive, beispielsweise, indem die Sitzposition von einem auf einen anderen Stuhl geändert wird, herausführen (Asen & Fonagy, 2014, S. 241).

In der Phase des Verliebtseins, in der Subjekt und Objekt als miteinander verschmolzen erlebt werden, befinden sich Paare ebenfalls vorwiegend im Äquivalenzmodus. Nicht selten fühlen sich Partner in dieser Phase völlig vom anderen verstanden. Die eigenen inneren Gedanken werden für real und wahr gehalten. Beide Partner scheinen sich in- und auswendig zu kennen. Diese Qualität des Äquivalenzmodus verliert sich im Laufe der Partnerschaft. Die Erwartung allerdings, ohne sich groß erklären zu müssen vom anderen verstanden zu werden und ohne Mühe die inneren Zustände des anderen verstehen zu glauben, bleibt erhalten. Das führt zur gegenseitigen Enttäuschung.

3.7 Mentalisieren einer dritten Ebene

In einer mentalisierungsfokussierenden Paarberatung kommt dem Mentalisieren der eigenen Wünsche und Bedürfnisse und derjenigen des anderen eine weitere Ebene hinzu, die weder in dem einen noch in dem anderen Partner zu verorten, sondern im Feld der gemeinsamen Bezogenheit konstruiert ist. Die ko-konstruierte Paarwirklichkeit kann mentalisiert und es können so verdeckte Spiel- und Interaktionsmuster des Paares aufgedeckt werden. Paare sind in einem besonderen Maße in einem intersubjektiven Raum aufeinander bezogen. Der Begriff *Intersubjektivität* beschreibt diese Bezogenheit zwischen (lat: *inter*) Personen oder Akteuren (lat: *Subjekten*). Das Präfix »inter-« verweist dabei konkret auf das *Gemeinsame*, das Übergreifende beziehungsweise Überbrückende, das sich zwischen zwei oder mehr Subjekten vollzieht. Bestimmte Sachverhalte können von Personen intersubjektiv, das heißt gleichermaßen nachvollzogen werden, wobei die Personen dabei im wechselseitigen Austausch stehen. Der Mensch kann als soziales Wesen verstanden werden, das über die Beziehung zu anderen seine Identität erlangt.[14] Paare bestehen nicht aus zwei unabhängig voneinander agierenden Subjekten, sondern diese stehen in einem ständigen Austausch miteinander. Die Partner stimmen sich in Bezug auf ihre subjektiven Realitäten kontinuierlich aufeinander ab und beeinflussen ko-konstruierend vor dem Hintergrund ihrer Erfahrungs- und Interaktionsmuster den Kommunikationsprozess und ihre gemeinsame Paargeschichte. Beide tragen zum ununterbrochenen intersubjektiven Austausch bei, wobei die intersubjektive Perspektive beider veränderbar ist. Die Paarbeziehung als etwas Drittes in Form einer *Ko-Konstruktion* ist von einer wechselseitigen affektiven Einstimmung aufeinander, einer Abstimmung zwischen beiden Partnern, durchzogen, die mit der Abstimmung in der frühen Mutter-Kind-Dyade vergleichbar ist. In ihrem »intersubjektiven Triangulierungskonzept« beschreibt die Psychoanalytikerin Jessica Benjamin (2006) das Dritte als einen sich gemeinsam eröffnenden triadischen Raum, in dem durch wechselseitige Anerkennung Differenzen ausgetragen und Verbindungen hergestellt werden können (vgl. ebd., S. 72). In wechselseitiger Anerkennung (ebd., S. 66) tauschen sich die Partner in der Beratung über ihr Erleben der Beziehung und die gemeinsame Paargeschichte aus. Der eine erfährt den anderen dabei als Subjekt, als »gleichwertiges Wesen mit einem eigenen Zentrum zum Sein« (ebd., S. 68). Jeder bringt seine subjektive Perspektive auf die Beziehung mit ein. Beide sind über das gemeinsam Ko-Konstruierte als Drittes miteinander verbunden, auch wenn die jeweiligen subjektiven Erfahrungen der Erlebnisse der Partner noch so unterschiedlich sind.

Willi (1975, 2008) spricht von »geheimen Abkommen«, sogenannten Kollusionen, die im Paarunbewussten existieren und unbewussten Interak-

14 Von den USA ausgehend, hat sich in den 1990er Jahren eine Wende zur Intersubjektivität vollzogen, durch die sich das Denken in der Psychoanalyse entscheidend erweitert hat. Prägende Vorläufer der Intersubjektivität lassen sich bei Philosophen wie Mead (1934), Husserl (Husserl & Kern, 1973), Gadamer (1975) und Buber (1973) finden. Darüber hinaus beeinflussen Erkenntnisse der Säuglingsforschung über die Bedeutung der Intersubjektivität (z.B. Stern, 1985; Grossmann, 1987; Emde, 1988; Osofsky, 1992; Dornes, 1993) maßgeblich die Weiterentwicklung bedeutsamer psychoanalytischer Theorien und Konzepte.

tionsmustern zugrunde liegen. Er analysiert und systematisiert in seinem Kollusionskonzept das unbewusste Zusammenspiel in Partnerwahl und Paarkonflikten. Die Beziehungserfahrungen in den ersten sechs Lebensjahren werden in Willis Konzept als entscheidend dafür angesehen, welche Entwicklungskonflikte und Aufgaben spätere Beziehungen prägen.

Jürg Willi, 1934 in Zürich geboren, ist Mitte der 1960er Jahre einer der ersten Paartherapeuten Deutschlands. Unter ihm hat sich in der Paartherapie die Wende zum interindividuellen Ansatz vollzogen. Dem Kollusionskonzept von Willi (1975, 2008) liegt ein tiefenpsychologisches Verständnis zugrunde. Willi bezieht sich in seinem Kollusionskonzept auf Laing (1977) und Dicks (1967). Des Weiteren sind Einflüsse von Fairbairn (1952), Klein (1962) und der psychoanalytischen Gruppentherapie erkennbar.

Paarkonflikte und deren Verlaufsmuster gehen nach Willi häufig damit einher, dass die Rollenverteilung starr und einseitig ist. Die Partner leben jeweils nur einen Pol und verdrängen den anderen. Das Reaktionsrepertoire der Partner wird durch dieses unbewusste Arrangement (Kollusion) eingeschränkt. Eine Kollusion kann zum Beispiel so ausgestaltet sein, dass sich der Mann ausschließlich progressiver Verhaltensweisen, die mit Stärke und Kompetenz assoziiert sind, bedient und die Frau für die regressiven Anteile wie Geborgenheit und Zuneigung in der Beziehung die Verantwortung übernimmt.

Willi unterscheidet vier Grundthemen des unbewussten Zusammenspiels in Paarbeziehungen (vgl. Willi 1975, 2008), die in den vier Kollusionstypen (narzisstische Kollusion, anale Kollusion, orale Kollusion und phallische Kollusion) beschrieben werden. Diese sogenannten Kollusionstypen werden auf die entsprechenden Entwicklungskonflikte in der Kindheit während der narzisstischen, oralen, analen oder phallischen Phase zurückgeführt. Sie spielen sowohl bei der Partnerfindung als auch in Paarkonflikten eine entscheidende Rolle.

- *Narzisstische Kollusion:* Die narzisstische Kollusion zeigt sich in der Grundthematik »Liebe als Verschmelzung«. Das Bedürfnis nach »Einswerden in Harmonie« gründet in dem Entwicklungskonflikt, in der Kindheit kein eigenständiges Selbstwertgefühl entwickelt zu haben. Der »grandiose Partner« zieht sein Selbstwertgefühl aus der Bewunderung durch den anderen. Der »Bewunderer« zieht sein Selbstwertgefühl daraus, Teil des »grandiosen Partners« zu sein. Dem Druck der Idealisierung kann der grandiose Partner auf lange Sicht nicht standhalten. Aus dem anfänglichen »Toll, dass du mich so bewunderst« wird eine erniedrigende und distanzierende Haltung: »Unerträglich, deine demütige Kaninchenhaltung, die mich einengt und mir Schuldgefühle macht.« Auch die Haltung des Bewunderers »Toll, dass du so grandios und selbstbewusst bist« wandelt sich und kann in Aussagen wie »Deine aufgeblähte Selbstherrlichkeit demütigt mich« zum Ausdruck kommen. Therapeutisch geht es darum, das Selbstwertgefühl sowie die Selbstständigkeit beider Partner zu stärken und ein flexibles Gleichgewicht zwischen den Haltungen herzustellen.

- *Orale Kollusion:* Die Themen Fürsorge, Helfen und Übernahme von Verantwortung stehen in der oralen Kollusion im Vordergrund. Liebe wird als *einander umsorgen* verstanden.

  »Auf den Punkt gebracht ist hier ein Partner der Pflegling, der andere die Mutter. Weil diese Rollen recht festgeschrieben sind, kommt es bald zu Konflikten, in denen der mütterliche Partner den anderen unersättlich und undankbar erlebt und vom Pflegling vorwurfsvoll und abweisend erlebt wird« (Bergmann, 2010, S. 7).

  Nicht selten reagiert der Pflegling daraufhin mit depressiven Symptomen. Die Rollen verfestigen sich. Der Widerstand des Paares, die Rollen zu verlassen, gründet in der Angst des Pfleglings, umsorgende Aufgaben dem mütterlichen Partner gegenüber übernehmen zu müssen, und der Angst des Pflegenden, sich schwach zu zeigen.
- *Anale Kollusion:* Die anale Kollusion zeigt sich in dem Verständnis von Liebe als sicherheitsspendende Abhängigkeit. »Beiden Partnern ist der Widerstand gemeinsam, ihre Vorstellung infrage zu stellen, dass die Beziehung zerbrechen würde, wenn sich beide frei und autonom verhalten würden« (ebd.). In der analen Kollusion können sich die Rollen in die des Herrschers und des Untertans aufteilen. Der Herrscher übt unbedingten Besitz- und Kontrollanspruch seinem Partner gegenüber aus und unterdrückt dabei seinen eigenen Wunsch nach Abhängigkeit und Anhänglichkeit. Der Untertan übt den Machtkampf auf verdeckte Weise über passives Verhalten wie Nachlässigkeiten, Heimlichkeiten oder verdeckte

Provokationen aus. Die Machtkämpfe dienen dazu, »Gebundenheit und Aufeinander Bezogensein zu sichern« (ebd., S. 8). Ziehen sich zu Beginn der Beziehung Stärke und Durchsetzungsfähigkeit des Herrschers und Nachgiebigkeit und Güte des Untertans an, so wird der andere im Laufe der Beziehung als autoritär und tyrannisch beziehungsweise marionettenhaft und unselbstständig erlebt und entwertet.

- *Phallische Kollusion:* In der phallischen Kollusion wird Liebe als Bewunderung und Imposanz verstanden. Typische Rollenverteilungen zeigen sich in der Konstellation »graue Maus« – »Macho« oder »Weib« – »Softi«. Imponieren und Bewundern werden im Kollusionskonflikt durch die Infragestellung in Bezug auf die Fähigkeit zur und Wirkung auf die Potenz ersetzt. Eine Ausgewogenheit der männlichen und weiblichen Anteile innerhalb der eigenen Person kann zur Lösung des Kollusionskonflikts beitragen. So kann es beispielsweise darum gehen, »sich von der Vorstellung zu lösen, dass der Mann allzeit stark und überlegen, die Frau schwach und führungsbedürftig zu sein habe« (ebd., S. 9).

Über das Mentalisieren ins Paarunbewusste abzutauchen, bedeutet, geheimen Abkommen, sogenannten Kollusionen, auf die Schliche zu kommen. Die verdeckten Spielregeln, nach denen das Paar seine Rollen auf der Paarebene, aber auch auf der Elternebene ausführt, können aufgedeckt und hinterfragt werden. Dadurch erlangt das Paar seine Entscheidungsfreiheit wieder, die zu einer Auflösung von »sich nicht anders verhalten können« zu »sich so verhalten wollen« oder »verändern wollen« führen kann. Über Mentalisierungsprozesse kann ein Zugang zum Paarunbewussten erlangt und eine Kollusionsproblematik aufgedeckt werden. Auf diese Weise kann das Paar die Erfahrung machen, dass es sich bei dem Paarkonflikt um einen Lösungsversuch eines gemeinsamen Grundkonfliktes handelt. Das sonst als komplementär und als trennend Erlebte kann so als eine verbindungschaffende Gemeinsamkeit erfahren werden. Dabei geht es zum einen darum, das Verhalten des anderen besser nachvollziehen zu können, zum anderen darum, zu erkennen, welche eigenen Anteile jeweils an den anderen delegiert werden, um diese in die eigene Person zu integrieren.

Mithilfe des Konzepts des Mentalisierens lässt sich dies weiter differenzieren. Einer Paarbeziehung liegen sowohl explizite als auch implizite

Mentalisierungsprozesse zugrunde. Explizite Mentalisierungsprozesse finden in Paarbeziehungen dort statt, wo sich die Partner offen über ihr Erleben, ihre Wünsche und Bedürfnisse, ihre Biografie oder ihre Vorstellung von der Beziehung austauschen. Die Partner tauschen sich explizit über gemeinsame Gedanken, Gefühle und Vorstellungen aus und entwickeln dabei ein gemeinsames Bild der Beziehung und Visionen von dieser. Das explizite Mentalisieren findet besonders intensiv in der anfänglichen Verliebtheitsphase statt. So berichten viele Paare davon, wie sie in der Phase des Verliebtseins stundenlang, meist bis spät in die Nacht hinein, miteinander geredet haben. Über die explizite Mentalisierung findet ein Paar eine für sich »gültige und stimmige *theory of love* und die dazugehörigen Bilder und Symbole« (Kachler, 2015, S. 91; Hervorh. i. O.). Diese *theory of love* speist sich allerdings nicht nur aus expliziten Mentalisierungsprozessen, sondern auch aus impliziter Mentalisierung, die an das präverbale Spiegeln in der frühen Mutter-Kind-Interaktion und die damit in Zusammenhang stehenden Beziehungserfahrungen anknüpft.

> »So gehen Verliebte mit ihrer Stimme, über ihre Mimik und das Blickverhalten nahe und genau spiegelnd aufeinander ein. Zugleich markieren sie das Spiegeln, indem sie etwa übertreibend ihre Liebe bekunden oder wie Eltern die Ammen- und Babysprache benutzen« (ebd., S. 1).

Auf diese Weise werden frühe Bedürfnisse befriedigt und die Bindung des Paares gestärkt. Die intensiven Spiegelungsprozesse verändern sich im Laufe einer Beziehung, bleiben aber weiterhin für das Gelingen einer Paarbeziehung von großer Bedeutung (vgl. ebd., S. 91). In der Paartherapie kann diesen Spiegelungsprozessen nachgespürt und können diese wiederentdeckt werden.

Halten wir fest: Dem Mentalisieren der inneren Zustände, Wünsche und Bedürfnisse des anderen und denen, die dem eigenen Verhalten zugrunde liegen, kommt in der Arbeit mit Paaren eine dritte Ebene hinzu. In dieser Ebene manifestiert sich das dem Verhalten zugrundeliegende Paararrangement. Das Mentalisieren bietet den Nährboden dafür, dass die Partner diese Ebene der ko-konstruierten Paarwirklichkeit gewahr werden können und dass von hier aus Ko-Evolution (Willi, 2007) im Sinne einer Kunst gemeinsamen Wachsens über explizite und implizite Mentalisierungsprozesse gelingen kann.

3.8 Mentalisieren und Sexualität

Frühe Bindungserfahrungen beeinflussen eine spätere Partnerschaftsbeziehung nicht nur in Bezug auf den Umgang mit Nähe und Distanz, Autonomie und Vertrauen, sondern auch in Bezug auf den Umgang mit Konflikten und »typischen Facetten des späteren Sexuallebens« (Brenk-Franz, 2010, S. 15). Das sexuelle Erleben ist an Mentalisierungsfähigkeit und Bindungserfahrungen gekoppelt. In der Sexualität spielt die innere psychische Sicherheit, die in einer Paarbeziehung erlebt wird, eine entscheidende Rolle.

> »Psychische Sicherheit entwickelt sich im Miteinander auf verschiedenen Ebenen: angefangen von feinfühligen, kooperativen Interaktionen über stimmige vorsprachliche Dialoge bis hin zu realistischen Interpretationen in sprachlichen Diskursen und positiver Abwehr z. B. durch selbstkritischen, nicht verletzenden Humor, durch geplante Vorbereitung auf Problemlösungen, generell durch Reflexion und Mentalisierung« (Grossmann, 2010, S. 12).

Psychische Sicherheit kann nur dort erlangt werden, wo reife Mentalisierungsprozesse möglich sind. Entsprechend bedarf langjährige als befriedigend erlebte Sexualität einer reifen Form der Mentalisierung. Sexualität begrenzt allerdings häufig reife Mentalisierungsprozesse, da sie eine angstauslösende Nähe schürt: Einerseits ist dort die Angst davor, die idealisierte Symbiose, die meistens zum Beginn der Beziehung besteht oder ersehnt wird, zu verlieren, andererseits ist dort auch die Angst, sich selbst in der Symbiose zu verlieren. Sexualität und Berührungen können vor diesem Hintergrund als ein Balanceakt zwischen Sehnsucht und Abwehr verstanden werden (Thadden, 2018). Insbesondere aufgrund einer angstauslösenden Nähe-Distanz-Thematik in der Sexualität wird in vielen Paarbeziehungen vermehrt auf prämentalistische Modi zurückgegriffen. So nährt beispielsweise der Wunsch nach Symbiose die Annahme, dass das eigene innere Erleben demjenigen des anderen entspricht (Äquivalenzmodus):

> »Beliebt und weitverbreitet ist […] die Überzeugung, dass der andere ›spüren‹ müsse, was gemeint und gewünscht ist, da man es ihm doch gezeigt habe. So gibt z. B. eine Frau ihrem Mann jahrelang nasse Küsse ins Ohr, weil sie das so gern hat. Sie sagt es ihm aber nicht. Warum? Es ist eben viel

> mehr wert, wenn er es selbst merkt. Doch das einzige, was der Mann merkt, ist, daß er nasse Küsse ins Ohr haßt« (Heer, 1997, S. 179).

In Bezug auf die partnerschaftliche Sexualität gibt es das tiefe Bedürfnis, dass Subjekt und Objekt miteinander verschmelzen. Hier kommt der Äquivalenzmodus vermehrt zum Tragen. Auffällig ist, dass das einzige, was Eltern, und zwar gesellschaftsübergreifend, nicht markiert spiegeln, die sexuelle Erkundung ihrer Kleinkinder an ihrem Körper ist. Piegler und Dümpelmann (2016, S. 182) beziehen sich auf Fonagy (2011), wenn sie schreiben, dass dies ein Grund dafür sei, dass sich »Jugendliche in ihren ersten Liebesbeziehungen kopflos wie Borderliner fühlen und verhalten«. Aufgrund fehlender adäquater Spiegelung fehlen hier zunächst entsprechende reife Mentalisierungskompetenzen.

Das Mentalisieren sexueller Bedürfnisse und Wünsche des Partners kann schmerzhaft sein. Dies ist beispielsweise dann der Fall, wenn es darum geht, das Nicht-Wollen und Nicht-Begehren des Partners zu realisieren und zu akzeptieren. Aber auch das eigene sexuelle Begehren zu mentalisieren, birgt Gefahren und Ängste. Vermeintliche Präferenzen werden nicht selten unhinterfragt mit dem gleichgesetzt, was als gesellschaftlich konform gilt. Das Bewusstwerden der sexuellen Wünsche und Bedürfnisse birgt die Gefahr, gesellschaftlichen Konventionen nicht zu entsprechen. Zum reifen Mentalisieren müssen Klienten dazu in der Lage sein, sich mit ihrer sexuellen Erziehung und sozialen Prägung auseinanderzusetzen, um innere Tabus aufzuspüren und neu zu bewerten. Das Mentalisieren des eigenen sexuellen Begehrens birgt dabei die Gefahr, vom anderen abgelehnt zu werden und sich abhängig von diesem zu fühlen. Das eigene Begehren wahrzunehmen, kann Auswirkungen auf das Machtverhältnis in einer Partnerschaft haben, da in der Sexualität derjenige in der mächtigeren Position ist, dessen sexuelles Bedürfnis weniger stark ist. Dies löst nicht selten Ängste aus, die Ursachen von sexuellen Funktionsstörungen sein können.

Dass Mentalisierungsprozesse in Bezug auf die Sexualität eine besondere Herausforderung darstellen, wird unter anderem daran deutlich, dass in der Sexualität ein verbaler Austausch und expliziter intersubjektiver Abgleich zwischen den Partnern häufig vermieden wird. »Reden während der Paarung oder über Sexualität ist […] ein echtes Tabu: Das tut man nicht. Peinlichen Vorgängen im Bett noch peinlicherer Worte hinzufügen ist für die meisten Paare fremd und eine schiere Überforderung« (Heer, 1997, S. 177). Die Angst, dass die eigene Scham vom anderen gesehen werden und in eine Situation führen könnte, die den anderen und mich »entblößter als nackt« (ebd., S. 178) machen könnte, verbannt die Worte. Langjährige befriedigende Sexualität benötigt das Wahrnehmen eigener sexueller Bedürfnisse sowie einen verbalen Austausch und einen Abgleich zwischen dem, was ich meine, was im anderen vorgeht, was seine Wüsche und Bedürfnisse sind, und dem, was tatsächlich erlebt und begehrt wird.

Was die sexuelle Zufriedenheit und das sexuelle Erleben betrifft, ist es zentral, dass Mentalisierungsprozesse Auswirkung auf die sinnliche Lust haben können. Zu mentalisieren, welche Wünsche und Bedürfnisse dem sexuellen Verhalten zugrunde liegen, birgt die Chance, diese zum einen mitteilen und ausleben zu können und sie zum anderen als Fantasien im Kopf in die Sexualität mit einfließen zu lassen und damit die Erregung zu steigern. Die Entscheidung der Teilhabe des Partners an intimen sexuellen Wünschen und Fantasien unterliegt wiederum Mentalisierungsprozessen.

In Bezug auf die sexuellen partnerschaftlichen Interaktionen wird in der aktuellen sexualtherapeutischen Literatur zunehmend von »erotischem Raum« gesprochen. Signerski-Krieger (2018) sieht hier eine enge Überschneidung zu den oben genannten Mentalisierungsprozessen. Bedingungen für einen erotischen Raum leitet Eck (2018) aus der systemischen Therapie von Clement (2004) und dem »Crucible-Ansatz« von Schnarch (1991) ab. Um in Kontakt mit der sexuellen Lust zu kommen, braucht es nach Eck (2018) einen erotischen Raum, in dem selbstbestimmtes und selbstregulierendes Handeln möglich ist, einen Raum, in dem eine Beziehung zum körperlichen Innenraum besteht, ein Mindestabstand zum Partner gewahrt bleibt sowie Sicherheit und Erkundungsspielraum gewährleistet sind. Betrachtet man diese Ausführungen, so wird deutlich, dass solch ein erotischer Raum ohne die Fähigkeit zu mentalisieren, das heißt, einen intentionalen Bezug zu sich selbst und zu anderen herstellen zu können, nicht denkbar ist.

Schon Bowlby (1969) legt die komplexe Beziehung zwischen Bindung und Sexualität dar. Berner und Kollegen (2008) weisen auf den Zusammenhang zwischen Bindungsstil und sexuellen Funktionsstörungen hin. Beim unsichereren Bindungsstil dient Sexualität in hohem Maße der Selbstdefinition und Selbstbestätigung, beim ambivalenten Bindungsstil dazu, dem Partner zu gefallen, ihn zu binden und Trennung zu vermeiden. Mentalisierungsdefizite im Zusammenhang mit einem desorganisierten Bindungsstil, wie sie bei Borderline-Patienten auftreten, haben deutliche Auswirkungen auf die Sexualität. Betrachten wir die Sexualität bei einem desorganisierten Bindungsstil am Beispiel von Borderline-Patienten genauer. Paare, bei denen einer oder beide Symptome einer Borderline-Störung zeigen, kommen häufig aufgrund einer Nähe-Distanz-Problematik in die Beratung. Dabei ist zu beobachten, dass die Sexualität hier entweder das einzige ist, »was noch gut läuft«, oder aber dass gerade die Sexualität einen extremen Belastungsfaktor darstellt. Nach Dulz (2009, S. 712) kann bei diesem Klientel in der Ausprägung der Sexualität eine Drittelverteilung beobachtet werden: Bei einem Drittel der Borderline-Persönlichkeiten wird Sexualität nicht gelebt, wobei allerdings äußerlich, beispielsweise über die Kleidung, häufig mit sexuellen Reizen gespielt wird. Ein weiteres Drittel lebt eine Extrem-Sexualität mit nicht selten riskantem Sexualverhalten. Sexuelle Praktiken können dabei zur Vermeidung seelischer Intimität eingesetzt werden, wodurch Spannung und Angst reduziert werden. Das letzte Drittel der Borderline-Persönlichkeiten zeigt schließlich Schwierigkeiten und Akzente in der Sexualität, die sich nicht von denen der Allgemeinbevölkerung unterscheiden. Eine Nähe-Distanz-Problematik ist bei Menschen mit Borderline-Störung besonders ausgeprägt. Patienten, bei denen eine Borderline-Persönlichkeitsstörung diagnostiziert wurde, berichten gehäuft von sexuellen Problemen, die die sexuelle Zufriedenheit und die Lebenszufriedenheit vermindern (vgl. Signerski-Krieger et al., 2015). Borderline-Patienten leiden häufiger unter Problemen in sexuellen Beziehungen und vermeiden häufiger sexuelle Aktivitäten (Zanarini et al., 2003). Insgesamt kann Sexualität bei Menschen mit Borderline-Struktur als Lösungsversuch verstanden werden, Ängste nicht spüren zu müssen, zu reduzieren, zu vermeiden oder gezielt auszurichten, um diese dadurch zu kontrollieren (vgl. Dulz, 2009, S. 713). Das gestörte sexuelle Erleben der Betroffenen kann vor dem Hintergrund häufig vorkommender psychosozialer Belastungsfaktoren wie sexuellem Missbrauch, körperliche Gewalterfahrungen sowie emotionaler Vernachlässigung in der Vergangenheit verstanden werden. Ein Vermeidungsverhalten von (einvernehmlicher) sexueller Aktivität innerhalb der Partnerschaften kann mit allgemeinen Problemen in der (emotionalen) Beziehung zum Partner sowie mit der Angst vor borderline-typischen Symptomen begründet werden (vgl. Signerski-Krieger et al., 2015). Insgesamt kann davon ausgegangen werden, dass bei Borderline-Patienten Ängste, das eigene sexuelle Verhalten und das des anderen zu mentalisieren, dominieren. Diese Ängste schränken wiederum die

Mentalisierungsfähigkeit sowie intimes sexuelles Erleben und die sexuelle Zufriedenheit ein.

3.9 Fazit

Mentalisierung ist eine komplexe Fähigkeit, die für die Erweiterung des intersubjektiven Feldes in einer Paarbeziehung und für das Gelingen einer Partnerschaft fundamental ist. Die Mentalisierungsfähigkeit hat Einfluss darauf, was die Partner über den jeweils anderen denken und welches Selbstbild jeder Einzelne von sich als Partner entwickelt. In einer Partnerschaft ist das Bindungssystem in besonderem Maße aktiviert, da die Selbstkohärenz an wichtige Beziehungspersonen gekoppelt ist. Einfluss auf die Mentalisierungsfähigkeit innerhalb von Paarbeziehungen haben im Speziellen die Faktoren Bindungsgeschichte, aktuelle Beziehungsperson und der Gebrauch sicherer versus hyperaktivierender und deaktivierender Bindungsstrategien. Wenn in bindungsrelevanten Situationen die Mentalisierungsfähigkeit zusammenbricht, treten sogenannte prämentalisitische Modi (Teleologischer Modus, Äquivalenzmodus, Als-Ob-Modus) in Kraft. Das Gegenüber fühlt sich häufig unverstanden und reagiert darauf vermehrt mit Rückzugstendenzen. Diese aktivieren beim Gegenüber vermehrt das Bindungsverhalten, was sich wiederum negativ auf die Mentalisierungskapazitäten auswirkt. Aus systemischer Perspektive ist bedeutsam, dass die Entwicklung von Mentalisierungsfähigkeit, Bindungsfähigkeit und Emotionsregulation nicht nur miteinander verschränkt sind, sondern auch einer transgenerationalen Weitergabe unterliegen (vgl. Vermetten et al., 2010). Umso bedeutsamer ist es, im Kontext der Beratung und Therapie mit Paaren diese für das Mentalisieren zu sensibilisieren.

Herausgestellt wird: Intersubjektivität – als Raum gemeinsamer Bezogenheit – ist in jeder Paarbeziehung zentral. In diesem intersubjektiven Feld können Kohärenzerfahrungen gemacht und Mentalisierungsprozesse gestaltet werden. Paare können durch ko-konstruktive Prozesse im intersubjektiven Raum starre Interaktionsmuster durchbrechen und neue Handlungsmöglichkeiten zur Integration inkompatibler Inhalte erproben und internalisieren. Durch das Abtauchen in die jeweils andere Perspektive des Gegenübers ist ein »Zuwachs an intersubjektiver Welt« (Stern, 2000, S. 113) in der Paarbeziehung möglich.

4 Mentalisieren in der Paartherapie

Mentalisierungsprozesse sind in der Beratung und Therapie mit Paaren von besonderer Bedeutung. In Form von Mentalisierungsprozessen können Paarkonflikte nachvollzogen und reflektiert werden. Das über das Mentalisieren mögliche Eröffnen verschiedener Perspektiven kann das Verständnis für den anderen und sich selbst fördern und mögliche Einflussfaktoren auf Paarkonflikte entlarven. Mentalisieren in der Paarberatung zu fördern, bedeutet dabei »die Exploration der eigenen Innenwelt, die einfühlsame Erforschung der Welt des anderen und der gemeinsamen Beziehung« (Brockmann & Kirsch, 2010, S. 285). Eine reife Mentalisierung ist notwendig, um dem anderen ein autonomes Wesen zu- und eigene Fehler eingestehen zu können. Ziel einer mentalisierungsunterstützenden Paartherapie ist es, die Mentalisierungsfähigkeiten der Partner auf der jeweiligen Individualebene und der Paarebene zu stabilisieren und zu verbessern. Dies geht mit dem Ziel der Verbesserung der Affektregulation und der Verantwortungsübernahme für das eigene Tun einher. Reife Mentalisierungsprozesse sind in Partnerschaften häufig dadurch erschwert, dass Paarbeziehungen existenzielle Beziehungen sind und der Verlust des anderen massive Auswirkungen auf das Selbst haben und so mit massiven Ängsten einhergehen kann, die das Mentalisieren hemmen. Haslam-Hopwood und Kollegen verstehen

> »die *Ehe- und Familientherapie* als ein ›Mentalisieren im Sperrfeuer‹, das heißt als Feuerprobe der Bindungsbeziehungen. Diese Beziehungen lösen gewöhnlich die auffälligsten Beeinträchtigungen des Mentalisierens aus; gleichwohl ist das effektive Mentalisieren für sie von entscheidender Bedeutung« (Haslam-Hopwood et al., 2009, S. 364).

Dahingehend wird hier die Grundannahme verfolgt, dass die Förderung der Mentalisierungsfähigkeit ein Kernaspekt jeder Paarberatung und -therapie ist. Die Verbesserung der Mentalisierungsqualitäten kann als »ein Schlüssel für die Lösung von Paarkonflikten« (Rottländer, 2015, S. 5) gesehen werden.

Bei Mentalisierungsprozessen in Therapie und Beratung gibt es mehrere Ebenen (vgl. Kapitel 3.7). Zum einen geht es darum, bei sich selbst und beim anderen besser nachvollziehen zu können, welche Wünsche und Bedürfnisse dem Handeln – insbesondere in Konfliktsituationen – zugrunde liegen. Hinzu kommt das Mentalisieren der ko-konstruierten Paarwirklichkeit. Im weitesten Sinne geht es darum, sich selbst und den anderen besser zu »verstehen«, sodass Veränderungen im Verhalten möglich werden. Mentalisierungsfähigkeiten tragen von hier aus zur Affekt- und Beziehungsregulation bei. Auch wenn die Erweiterung der Mentalisierungskompetenz selten expliziter Auftrag in einer Paarberatung ist, so ist sie dennoch deren Inhalt. Mentalisierungsfähigkeit ist kein Therapie- und Beratungsziel »für sich selbst, aber sie ist ein Weg, Affekte besser modulieren zu können, zentrale Beziehungskonflikte zu verstehen und zu regulieren. Die Förderung von Mentalisierung verbessert dabei die Selbstkontrolle und das Empfinden der Selbstkohärenz« (Brockmann & Kirsch, 2015, S. 19).

In den 1980 und -90er Jahren hat sich in der Psychoanalyse eine Wende von der intrapsychischen zur interpsychischen Betrachtungsweise vollzogen (vgl. Stolorow et al., 1996; Altmeyer &Thomä, 2006; Mitchell, 2005; Benjamin, 2006). Mit Vollzug der intersubjektiven Wende wird der Therapeut nicht mehr nur als Förderer der Entwicklung, sondern als aktiver Teilnehmer, Beteiligter und Mitgestalter im therapeutischen Prozess verstanden. Damit hat eine interaktionelle und dyadische Sicht eine intrapsychische und monadische Betrachtungsweise abgelöst. In der Therapie und Beratung mit Paaren erfährt diese Sichtweise eine Ausweitung. Das interaktionelle Paradigma wird beibehalten und das dyadische System zu einem triadischen erweitert. Zum einen kann von einer dyadischen Beziehung zwischen dem Therapeuten und dem Paar, das sich mit seinen Schwierigkeiten und Ressourcen in eine Beratung begibt, gesprochen werden. In diesem Kontext spielt das gemeinsame Paarunbewusste, auf das in Kapitel 3.7 näher eingegangen wurde, eine entscheidende Rolle. Zum anderen vollziehen sich Interaktionsprozesse zwischen dem Therapeuten und zwei individuellen Einzelpersonen, die in einer Beziehung zum Berater und zudem in einer Beziehung zueinander stehen. Hier öffnet sich das dyadische System zu einem triadischen Raum. Durch das Hinzutreten des Therapeuten vollzieht sich eine Triangulierung.

4.1 Mentalisieren – Verstehen und Verständnis

Häufig sind Missverständnisse, falsche Annahmen und fehlendes Verständnis grundlegend für Paarkonflikte – Aspekte, die mit Mentalisierungsdefiziten erklärt werden können. »Verstehen« steht im unmittelbaren Zusammenhang zum Mentalisieren. Dreh- und Angelpunkt einer Paarberatung ist die (Wieder-)Herstellung oder Verbesserung des gemeinsamen Mentalisierens. Ohne eine reife Mentalisierungsfähigkeit ist einfühlendes Verstehen nicht möglich. Der Begriff »Verstehen« hat verschiedene Bedeutungsebenen, für die ein Berater, der das Mentalisieren fokussiert, sensibilisiert sein sollte, um »Mentalisierungsfallen« erkennen zu können: »Wir verstehen uns einfach nicht.« »Ständig reden wir aneinander vorbei.« »Unsere Kommunikation klappt einfach nicht.« »Bei uns kommt es ständig zu Missverständnissen.« Das sind Aussagen, die Therapeuten und Berater von Paaren wiederholt hören und die auf Mentalisierungsdefizite hinweisen. Aber was heißt es in Bezug auf das Mentalisieren, wenn ein Paar sagt: »Wir verstehen uns nicht«? Ein wesentliches Ziel in der Beratung und Therapie mit Paaren ist es, dieses »Sich-Nicht-Verstehen« zu konkretisieren und in seiner jeweiligen individuellen Bedeutung für die jeweiligen Partner aufzufächern. Die Gefahr für einen Berater besteht weniger darin, etwas nicht zu verstehen, sondern darin, vorschnell dem Verstehen zu unterliegen und daraus voreilige Rückschlüsse für den Beratungsprozess zu ziehen. Zur Sensibilisierung betrachten wir an dieser Stelle ganz basal die unterschiedlichen Ebenen des Begriffs »verstehen« (vgl. Duden, 2010, S. 1040; *Deutsches Wörterbuch*, 1996, S. 1274; im Folgenden: Hervorh. i. O.)[15]:

- Zunächst bedeutet »verstehen« *»deutlich hören«*, das heißt, dass etwas akustisch laut genug wahrgenommen wird, sodass es mit dem Gehör richtig erfasst wird.
- Auf der zweiten Bedeutungsebene heißt »verstehen« *»begreifen; mit dem Verstand erfassen«*. Die kognitive Fähigkeit in Bezug auf »verstehen« ist hier zentral. Beispielsweise können Klienten das Paarmodell, das der Berater ihnen erklärt, »verstehen« im Sinne von *»verstandesmäßig erfassen«*.
- »Verstehen« wird auf der dritten Ebene im Sinne von *»etwas nachvollziehen, nachfühlen«* verwendet. Das Verstehen geschieht hier aus einem gewissen Einfühlungsvermögen heraus. »Verstehen« ist in

15 Vgl. dazu auch die Bedeutungsebenen von »mens, mentis« (Sinn, Verstand) in Kapitel 1.1.

diesem Kontext eine emotionale Fähigkeit. In der Redewendung *»ich habe dich voll und ganz verstanden«* wird »verstehen« in diesem Sinne verwendet.

- Schließlich wird »verstehen« im Sinne von *»gut können; beherrschen«* verwendet. Hier wird eine Form der Professionalisierung beschrieben: Jemand kennt sich in seinem Tätigkeitsbereich besonders gut aus. So kann beispielsweise ein Berater sein Handwerk *»gut verstehen«*.

Darüber hinaus wird »verstehen« im Sinne von *»sich verstehen«* und *»jmd. etw. zu verstehen geben«* verwendet.

- »Sich verstehen« wird hier in dem Bedeutungskontext *»gut miteinander auskommen«* verwendet. In den Wörterbüchern (ebd.) wird dies synonym mit *»die gleiche Meinung haben«* verwendet. Sind sich Ehepartner beispielsweise darin einig, dass Gut-Miteinander-Auskommen nicht heißen muss, der gleichen Meinung zu sein, so verstehen sie sich in Bezug auf diese Frage gut.
- »Jemandem etwas zu verstehen geben« bedeutet so viel wie *»etwas andeuten«* mit der Intention, dass der andere gedanklich auf eine Spur gebracht wird. So kann die beste Freundin der Frau empfehlen, dass sie ihrem Mann doch mal zu verstehen geben solle, dass sie kein Interesse mehr an ihm habe.

Die Aussage *»ich verstehe meine Frau/meinen Mann nicht«* hat verschiedene Bedeutungstiefen und sagt zunächst nichts über die Tiefe des Verstehens aus. Schon alleine die unterschiedlichen Konnotationen des Wortes »verstehen« können bei Paaren zum *Missverstehen* führen. Es kann nicht davon ausgegangen werden, dass in der Aussage »ich habe dich verstanden« auch impliziert wird, dass der andere es nicht nur akustisch gehört, sondern es auch begriffen, eingefühlt und mit Sinn gefüllt hat, geschweige denn, dass der andere die Meinung oder Sichtweise des einen teilt. Wird auf der Paarebene vom »Verstehen« gesprochen, so ist dies nicht selten mit der Erwartung an den Partner verbunden, dass dieser die Aussage nicht nur hört, sondern sie auch einfühlend versteht, Verständnis hat oder gar einverstanden ist. Dies sind allerdings keinesfalls zwangsläufige Konsequenzen. Wäre es unabdingbare Folge des Verstehens, Verständnis zu haben oder gar einverstanden zu sein, wäre es allzu verständlich, sich dafür zu entscheiden, den anderen besser nicht zu verstehen.

Mentalisieren in Bezug auf das gegenseitige Verstehen nimmt in der Paarberatung einen besonderen Stellenwert ein. Beeinträchtigungen in der Partnerschaft stehen in einem unmittelbaren Zusammenhang mit dem Gefühl, den anderen nicht zu verstehen oder sich unverstanden zu fühlen. Fehldeutungen und Fehlinterpretationen blockieren gelingende Kommunikationsabläufe. Veränderungen in einer Paarberatung können sich nur dann vollziehen, wenn adäquat mentalisiert wird. Werden in der Beratung Gelegenheiten geboten, das eigene Denken über den anderen und sich selbst zu beobachten und darüber wiederum nachzudenken, werden Mentalisierungs- und Verstehensprozesse angestoßen. Menschen, denen es gelingt, ihr Denken zu beobachten und zu reflektieren, kommen

> »in die Lage, ihre Weltauffassung als subjektiv anzuerkennen und auch, dass andere dieselben Geschehnisse prinzipiell anders deuten könnten. Sie sehen, dass sie, insbesondere in zwischenmenschlichen Situationen, keineswegs nur wahrnehmen, wie die Dinge ›sind‹, sondern wie sie selbst die Dinge ›konstruieren‹« (Buchholz et al., 2008, S. 78).

Sie bleiben selbst Akteur ihres Denkens und Handelns und können unterschiedliche Verstehenszugänge nebeneinander stehen lassen.

4.2 Mentalisierungsunterstützende Haltungen

Mentalisieren

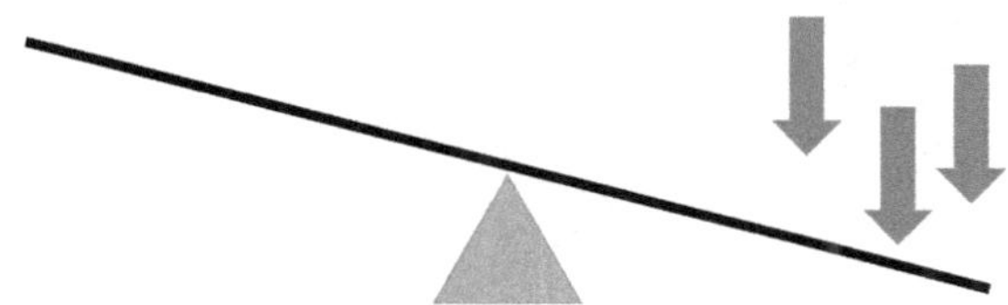

Abb. 9: Wippe Mentalisierungsförderung

Eine mentalisierungsunterstützende Paarberatung ermöglicht es, Verständnis und Verstehen für den anderen, für die Paardynamik und für sich selbst herzustellen und von hier aus Regulationsprozesse im Kontext der Paarbeziehung zu ermöglichen. Dies benötigt in erster Linie eine therapeutische Haltung, die zu einem mentalisierungsfördernden Milieu beiträgt. Betrachten wir im Folgenden anhand von konkreten Haltungen

Kernaspekte dieses Milieus, die zur Verbesserung des Mentalisierens in der Paarberatung beitragen.

Neu im Mentalisierungskonzept ist nicht das Mentalisieren selbst, sondern dass das Mentalisieren in den Fokus genommen wird. Das beinhaltet eine Haltung der Achtsamkeit für die gegenwärtigen mentalen Prozesse. Im Vordergrund steht dabei, dass der Therapeut gemeinsam mit den Klienten das subjektive Erleben eruiert. Dabei kann es zu einer Perspektivenerweiterung auf das Erleben der Klienten, aber auch auf dasjenige des Therapeuten kommen (vgl. Plitt, 2013). Dieser gemeinsame Fokus auf das Erlebte geschieht über das Mentalisieren und ist positiv mit der Verbesserung der Mentalisierungsfähigkeit rückgekoppelt. Beim Eruieren des Erlebten im Hinblick auf die Förderung der Mentalisierungskompetenzen sind neben dem Aspekt Gegenwärtigkeit die Aspekte Transparenz und Bindung im therapeutischen Prozess die tragenden Säulen. Abbildung 10 veranschaulicht das.

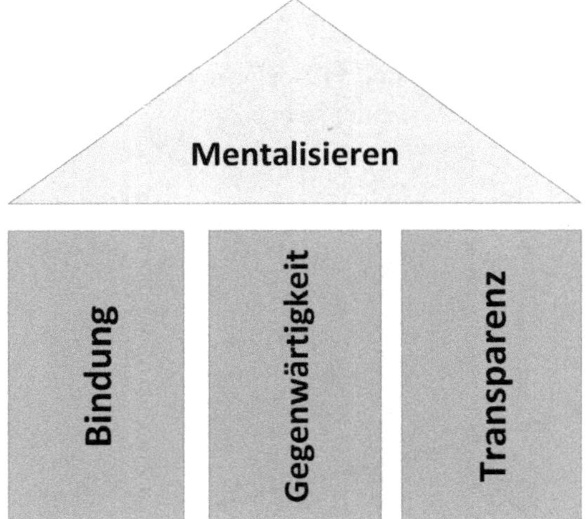

Abb. 10: Drei Säulen des Mentalisierens

Im Folgenden werden Möglichkeiten zusammengetragen, wie ein Berater in einer Paarberatung zur Verbesserung der Mentalisierungsfähigkeit beitragen kann. Bei diesen Überlegungen werden Techniken und Haltungen aus der Mentalisierungsbasierten Therapie (MBT) (vgl. Bateman & Fonagy, 2015; Schultz-Venrath, 2013) einbezogen und im Hinblick auf den Beratungskontext mit Paaren modelliert.

4.2.1 Tragfähige Beziehungsgestaltung

Die therapeutische Beziehung ist einer der entscheidenden Faktoren therapeutischen Gelingens (vgl. Grawe et al., 1994, Orlinsky et al., 1994, Wampold, 2001). Dies gilt im Besonderen in Bezug auf die Unterstützung von Mentalisierungsprozessen in der Paarberatung. Für die Klienten geht die Aufnahme einer Paarberatung und die damit einhergehende Gestaltung der Beziehung zum Berater und Enthüllung von persönlichen Themen mit einem hohen Stresspotenzial einher. Hinzu kommt die Angst und Verunsicherung innerhalb der Paarbeziehung, die in dieser Zeit vorherrscht. Stressfaktoren aktivieren das Bindungssystem, sodass die mentalisierende Exploration deaktiviert wird (vgl. Kapitel 3.1). In der Paarberatung ist das Bindungssystem in doppelter Hinsicht aktiviert: zum einen in Bezug auf den Berater und zum anderen in Bezug auf den jeweiligen Partner. Über eine tragfähige Beziehungsgestaltung zum Berater kann das Bindungssystem beruhigt und der mentalisierungshemmende Stressfaktor gesenkt werden.

> »Ausgehend von der Annahme, dass durch die Aufnahme einer Psychotherapie das Bindungssystem stark aktiviert wird, stellt sich in der Psychotherapie die Aufgabe, das Bindungssystem des Patienten zu beruhigen, ein mittleres Arousal zu erreichen, um so günstige Voraussetzungen für die Mentalisierungsfähigkeit zu schaffen. Ein geschützter, sicherer Rahmen sowie eine mittlere emotionale Distanz in der Beziehung, die Etablierung klarer Strukturen (z.B. Absprachen) und größtmögliche Transparenz sind deshalb hilfreich« (Brockmann & Kirsch, 2015, S. 19).

In Form eines sicheren Beziehungsangebots des Beraters kann das epistemische Vertrauen (vgl. Kapitel 2.5) der Klienten gestärkt werden, sodass sich das Paar auf neue Erfahrungen einlassen kann. Auch wenn in der Beziehung zwischen den Partnern eine Einschränkung oder gar ein Verlust der Mentalisierungsfähigkeit droht, kann diese mithilfe des Beraters aufrechterhalten werden. Durch die Beziehung zum Berater kann das Paar und jeder Partner auf ein sicheres und in Bezug auf den Paarkonflikt neutrales Beziehungsangebot zurückgreifen und seine Mentalisierungsfähigkeit stabilisieren. Der Berater versucht es dem Paar zu ermöglichen, sich in der Therapie sicher zu fühlen und Ängste zu reduzieren. Eine klar strukturierte Beratung und das Vereinbaren eindeutiger und hierarchischer Ziele mit dem Paar können dazu beitragen.

4.2.2 Gegenwärtigkeit

Im Fokus der Mentalisierungsbasierten Therapie (MBT) steht das Mentalisieren, das wie oben erwähnt von den drei stützenden Säulen sichere Bindung, Transparenz und Gegenwärtigkeit getragen wird. In Bezug auf die Gegenwärtigkeit wird davon ausgegangen, dass sich mentalisierungsbasierte Veränderungsprozesse im Hier und Jetzt vollziehen. Das bedeutet für den Berater, die gegenwärtigen Gedanken, Wahrnehmungen und Gefühle des Paares zu beobachten und zu fokussieren. In Situationen fehlender Mentalisierung ist es seine Aufgabe, in kleinen Schritten in die Mentalisierung zurückzuführen. Dazu müssen prämentalistische Modi im aktuellen Geschehen erkannt und transparent gemacht werden. In einer Situationsanalyse wird der Verlust oder die Einschränkung der Mentalisierungsfähigkeit innerhalb der Beratungsstunde kleinschrittig reflektiert und damit nachvollziehbar. Der biografische Kontext des Einzelnen und die Paargeschichte sind dabei zweitrangig. Der Fokussierungsradius ist eher eng, das heißt auf den augenblicklichen mentalen Zustand des Paares gerichtet und weniger auf den autobiografischen Kontext.

Gerade in der Therapie mit Paaren wird der Berater oft dazu verführt, seine Aufmerksamkeit auf das Narrative zu lenken. Beide Partner versuchen meist, ihn mit ihren Schilderungen von ihrer jeweiligen Sichtweise zu überzeugen. Richtet der Berater den Fokus auf die Gegenwärtigkeit, ist er selbst Teilhaber des Erlebten, was in der Regel eine autonome Position und die Neutralität stärkt.

Die Gegenwärtigkeit zu fokussieren ist meist schwieriger, als es im ersten Moment scheint. Um diese Haltung zu demonstrieren, hat sich in meiner Arbeit als Lehrtherapeutin die folgende Übung bewährt:

Die Studierenden bekommen die Aufgabe, sich in Dreiergruppen aufzuteilen. Person A soll pantomimisch darstellen, was sie morgens vor dem Seminar alles erlebt hat. Die Personen B und C sollen beobachten und sich nach der Darstellung darüber austauschen. Die Person A hört währenddessen zu. Person B und C bekommen als Leitfaden für ihren Austausch die folgenden Fragen an die Hand:

Übung: Pantomimisch den Tag darstellen

Gucken Sie mal in den Kopf des Darstellers:

- Was ging dem Darsteller durch den Kopf?
- Wie hat er sich gefühlt?
- Was glauben Sie, warum das so ist?

Nun gucken Sie mal in Ihren eigenen Kopf:

- Was löst das in Ihnen aus, wenn der Darsteller so denken könnte?
- Auf einer Skala von 1 bis 10: Wie sicher sind Sie, dass das, was Sie über die Darstellung denken, stimmt?

Was könnte den Darsteller von dem, was Sie gesagt haben, erstaunt haben?

Die eigentliche Essenz der Übung besteht darin, dass mit ihrer Hilfe verdeutlicht wird, was es bedeutet, die Haltung der Gegenwärtigkeit unbeirrt einzunehmen. Die meisten Studierenden, die in der Rolle der Beobachter sind, tauschen sich nach der Pantomime darüber aus, was sie in der Pantomime gesehen haben. Dabei mentalisieren sie, wie der Darsteller sich in der Vergangenheit bei dem, was er dargestellt hat, gefühlt haben könnte. Meist verläuft die Übung ähnlich wie im folgenden Beispiel:

> Person A stellt pantomimisch dar, dass sie mit dem Auto zur Fortbildung gefahren ist und in einem langen Stau stand. Die beiden Beobachter tauschen sich schließlich darüber aus, dass es Person A durch den Kopf gegangen sein könnte, dass sie zu spät kommen würde und dass dies bei ihr Stress ausgelöst haben könnte. Person B und C mentalisieren zudem, dass dies in ihnen ebenfalls Stress auslöst, weil sie sich einfühlen und sich an ähnliche Situationen in ihrem Leben zurückerinnern.

Konsequent die Haltung der Gegenwärtigkeit einzunehmen, würde aber bedeuten, zu hinterfragen, was dem Darsteller *während* der Pantomime durch den Kopf ging und wie es ihm *dabei* ergangen ist. War der Darsteller aufgeregt? Wie hat er sich in der Rolle des Schauspielers und während des Darstellens gefühlt?

Die Haltung der Gegenwärtigkeit auf die Beratung mit Paaren zu übertragen bedeutet, zu fokussieren, was im Beratungssetting selbst geschieht. Dies ist insbesondere bei hochstrittigen Paaren von besonderer Bedeutung. Geht ein Berater auf die Inhalte des Streites, die ein Paar schildert, ein und darauf, was der jeweils andere bei dem geschilderten Streit wohl zu Hause gedacht und gefühlt haben könnte, löst dies die Streitdynamik und Emotionen erneut aus. Die Haltung der Gegenwärtigkeit einzunehmen, könnte demgegenüber die folgenden Fragen auslösen:

- »Wie geht es Ihnen gerade dabei, wenn Sie mir von Ihrem gestrigen Streitgespräch mit Ihrem Mann erzählen?«

Oder zirkulär gefragt:

- »Was für Gefühle löst das in Ihnen aus, wenn Sie hören, wie Ihr Mann den Streit von gestern hier in der Beratung schildert?«
- »Was glauben Sie, wie geht es Ihrer Frau gerade dabei, wenn sie versucht, mir den Konflikt zwischen Ihnen beiden zu erklären?«

4.2.3 Selbstoffenbarung und Authentizität

Selbstoffenbarung bedeutet in der Mentalisierungsbasierten Therapie (MBT), dass der Therapeut »eigene Gefühle und Gedanken über die Beziehung zum Patienten [äußert], um die Untersuchung des Beziehungsgeschehens zu fördern« (vgl. Euler, 2014, S. 7). Der Berater zeigt sich als präsente Person, begegnet dem Paar auf Augenhöhe und nimmt es in seinem Expertentum ernst. Er

> »beteiligt sich offenherzig am Gespräch, bringt sich aktiv ein und zeigt sich authentisch und ehrlich interessiert. Er gleicht das eigene Verständnis immer wieder [...] ab, spricht [drohende] Missverständnisse aktiv an und erkennt an, dass er nicht über eine Deutungshoheit verfügt« (ebd.).

Die Verwendung von Ich-Formulierungen des Therapeuten (z.B. Ich glaube/Ich vermute) unterstreicht diese Haltung.

In der Paarberatung muss zwischen der Offenbarung des Beraters in Bezug darauf, wie er die Klienten in der Paarbeziehung zueinander erlebt, wie er das Paar in Beziehung zum Berater erlebt und wie er die Beziehung jedes Einzelnen zum Berater erlebt, unterschieden werden. Im letzten Fall ist besonders Vorsicht geboten, um die Neutralität nicht zu verlieren.[16] Eine gängige Formulierung wie »Ich an Ihrer Stelle wäre wütend/traurig« (die in der MBT einer Formulierung wie »Ich habe den Eindruck, dass sie wütend/traurig sind« vorgezogen werden würde) kann im Paarsetting dann problematisch werden, wenn sich das offenbarte Gefühl auf die Handlung des anderen Partners bezieht. Der Paarberater benötigt gute Mentalisierungskompetenzen, um abwägen zu können, wie die Selbstoffenbarung in den Ohren des Partners, der nicht direkt angesprochen wird, klingen könnte. Hierzu ein Beispiel aus einem Beratungskontext:

> Frau W. schildert, dass ihr Mann häufig viel später nach Hause komme, als er es zuvor mit ihr besprochen habe, sie warten müsse und das Abendessen, dass sie zubereitet habe, schon meist kalt sei, wenn er komme. (Dabei sei an dieser Stelle angemerkt, dass beide beschlossen haben, nicht mittags, sondern abends gemeinsam warm zu essen.) Auf meine Frage »Ich bin neugierig, können Sie mir genauer beschreiben, was das in Ihnen für ein Gefühl auslöst?« schildert die Patientin weinerlich, dass es sie sehr traurig mache. Auf meine Selbstoffenbarung »Ich an ihrer Stelle wäre wütend« klinkt sich Herr W. ein und schildert, dass er mich als Verbündete seiner Frau erlebe und er nun zwei Frauen »gegen sich habe«.

An diesem Beispiel wird deutlich, dass eine Selbstoffenbarung im Paarsetting sehr achtsam formuliert werden muss. Vorgeschaltet werden sollte (und dazu muss der Therapeut seine Gefühlszustände selbst nochmals sehr genau mentalisieren), auf was genau sich die Gefühle oder Wahrnehmungen, die der Therapeut von sich offenbart, beziehen. Herr W. hätte gegebenenfalls bei der folgenden Formulierung anders reagiert:

➢ »So wie Sie, Frau W., die Situation schildern, würde mich das an Ihrer Stelle wütend machen« (anstelle von: »Ich habe den Eindruck, dass Sie wütend sind«).

16 Die Neutralität ist dann gewährleitstet, wenn unklar bleibt, »auf wessen Seit der Berater eher steht. Dies hilft, nicht in Konflikten zwischen den Mitgliedern verwickelt zu werden« (Schlippe & Schweitzer, 2012, S. 206).

Die Wahrnehmung des anderen wird dabei nicht hinterfragt oder infrage gestellt. Wenn der Berater die eigenen Gefühle und Gedanken, die die Interaktion mit dem Paar betreffen, äußert, tut er dies auf Augenhöhe mit dem Paar. Das bedeutet in der Konsequenz, dass der Berater davon ausgeht, dass er selbst zu negativen Reaktionen der Klienten beiträgt. Kritisiert ein Klient den Berater, so sind vor diesem Hintergrund die folgenden Formulierungen denkbar:

- »Wenn ich so darüber nachdenke, muss ich Ihnen zustimmen, dass meine Aussage so aufgefasst werden kann.«
- »Die Gedanken, die Sie mir unterstellen, sind mir nicht bewusst.« (Später ggf.: »Was hat Sie zu diesem Gedanken bewogen?«)
- »Meine Sichtweise ist da eine andere, haben Sie eine Idee, wie es dazu kommen könnte?«

Bemerkt der Berater währenddessen, dass seine Mentalisierungsfähigkeit brüchig geworden ist, kann es hilfreich sein, sich Zeit zu verschaffen, um sich wieder regulieren zu können.

- »Da muss ich erst einmal drüber nachdenken.«

Hervorzuheben ist: Authentizität ist eine beachtenswerte therapeutische Haltung. Anhand von Mikroanalysen therapeutischer Gespräche kann gezeigt werden, dass fehlendes authentisches Verhalten beachtliche Auswirkungen auf die therapeutische Beziehung und den therapeutischen Prozess haben kann (vgl. Plitt, 2019). Selbstoffenbarung und Authentizität heißen dabei nicht, dass der Berater unreflektiert alles ausspricht, was er denkt und erlebt. Vielmehr geht es darum, dass er im Einklang mit sich selbst selbstreflexiv das Erleben offenbart, das den Klienten in der jeweils einzigartigen Situation zum Verständnis und zur erweiterten Sichtweise des Erlebens und Mentalisierens zu Gute kommen mag, und zwar ohne dass der Berater dabei die Wahrnehmung eines Partners infrage stellt oder seine Sichtweise mit der Wirklichkeit verwechselt (vgl. Plitt, 2013, S. 434).

4.2.4 Haltung des Nicht-Wissens

In der Mentalisierungsbasierten Therapie (MBT) nimmt der Berater eine authentische Haltung des Nicht-Wissens ein. Er macht transparent, dass nicht er, sondern der Klient Experte für sein Anliegen und seine Geschichte ist. Aus einer neugierig wissen-wollenden Haltung heraus animiert der Therapeut das Paar und den Einzelnen unter anderem dazu, ein genaueres Verständnis über die Paardynamik sowie die damit im Zusammenhang stehenden inneren Motive des Einzelnen und des Paares an sich zu erlangen. Dabei geht es für den Berater darum, wie ein Detektiv herauszufinden, was er *nicht* weiß. Der Berater offenbart dabei eigenes Nicht-Wissen und exploriert neues Wissen. Erfahrungen aus der MBT zeigen, dass sich dazu einfache Fragen, die auf ein »Wer«, »Was«, »Wie« oder »Wo *genau*« abzielen, eignen. Weniger geeignet sind dagegen komplexe Fragen oder Fragen nach dem »Warum« (vgl. Euler, 2014, S. 7).

Die Haltung des Nicht-Wissens führt zu einem anderen Selbstverständnis des Therapeuten. Momente des Nichtwissens führen nicht mehr zur Verunsicherung, sondern werden vor diesem Hintergrund als Chance gesehen und genutzt. Der Therapeut verbirgt die eigene Sprachlosigkeit nicht, sondern äußert sie offen, um das Paar als Experte für seine Beziehung ernst zu nehmen und um Rat zu fragen.

- »Jetzt weiß ich überhaupt nicht weiter, können Sie mir da einen Tipp geben?«
- »Bin ich mit dem, was ich denke, auf der richtigen Fährte?«
- »Wenn ich Ihnen so als Paar beim Reden/Streiten zuhöre, bin ich völlig verunsichert, um was es Ihnen dabei überhaupt geht. Können Sie mir da weiterhelfen?«

Dabei bieten sich vor allem in einer Paarberatung auch zirkuläre Fragen an:

- »Ich bin völlig verunsichert. Können Sie mir einmal erklären, wie Ihr Partner das gemeint haben könnte?«
- »Bin ich mit dem, was ich in Bezug auf das, was Ihr Partner denken könnte, wohl auf der richtigen Spur?«

Auch offene Selbstgespräche seitens des Therapeuten können hier durchaus wirksam sein:

- »Als Therapeut weiß ich da auch nicht weiter. Wenn ich kein Therapeut wäre, was würde ich wohl über ihre Beziehung denken?«

4.2.5 Affektfokussierung

Das Mentalisieren der Affekte wird in der Mentalisierungsbasierten Therapie (MBT) besonders in den Blick genommen. Der Paarberater beobachtet dabei die augenblicklich auftretenden Affekte und lenkt die Aufmerksamkeit des Paares aktiv auf diese. Die aktuell präsenten Affekte werden mit gegenwärtigen oder vergangenen interpersonellen Ereignissen verknüpft und mentalisiert. Die affektive Intensität in der Sitzung wird mentalisierungsfördernd austariert, indem der Berater »eine aktive Rolle dabei [übernimmt], das affektive Spannungsniveau im optimalen Spannungsbereich zu halten« (ebd.).

> Herr A. antwortet im Erstinterview auf meine Frage, was er sich in seiner Beziehung wünsche, dass er gerne mit seinem Segelboot und seiner Frau in den Urlaub fahren würde. Für mich unterwartet eskaliert die Situation daraufhin. Frau A. wird sehr wütend und sagt ihrem Mann, dass er das Segelboot verkaufen müsse, da sie sonst nicht mehr mit ihm in die Beratung käme. Herr A. scheint seine Frau mit ruhigen Worten beschwichtigen zu wollen, worauf Frau A. immer lauter wird und ihn anschreit, dass er nur sein »scheiß Segelboot« im Kopf habe. Frau A. ist schließlich so aufgebracht, dass sie aufsteht und die Tür des Beratungszimmers öffnet, um zu gehen.[17] Ich fordere Frau A. dazu auf, das Segelboot vor der Tür zu lassen, die Tür zu schließen und sich wieder hinzusetzten. Zu beiden sage ich: »Ich denke, dass das Thema Segelboot bei ihnen ein Reizthema ist, an dem sich viele Streitpunkte ihrer Beziehung kristallisieren und auf das wir im Laufe des Beratungsprozesses wieder zurückkommen werden. Für diesen Moment möchte ich das Thema allerdings zurückstellen, weil es ein zu ›heißes Eisen‹ ist.« Die spannungsvolle Atmosphäre beruhigt sich daraufhin wieder. Die Fortsetzung des Erstinterviews wird möglich. Herr A. schildert, dass er sich wünschen würde, mehr gemeinsame Zeit seiner Frau zu verbringen. Schließlich spricht Frau A. in Bezug auf ihre Wünsche für die Beziehung an, dass sie sich von ihrem Mann mehr Wertschätzung wünsche, und dass sie so heftig in der Situation reagiert habe, weil sie eifersüchtig auf das Segelboot sei, das ihr Mann gegen ihr Einverständ-

17 Frau A. reagiert hier mit Kampf- und Fluchtstrategien (implizite Reaktion im teleologischen Modus).

nis gekauft habe. Würde der Mann ihr zuliebe das Segelboot verkaufen, hätte sie etwas, was sie ihrer Annahme, nicht geliebt zu werden, entgegensetzen könnte.

Ist das kritische Anspannungsniveau zwischen den Partnern – oder auch in der Beziehung des Paares oder eines Einzelnen zum Berater – überschritten, ist die Mentalisierung (und gegebenenfalls sogar, wie in diesem Fall, die Beratung an sich) massiv bedroht. Hier kann ein Berater insofern regulierend einschreiten, als er stark emotionsauslösende Themen für eine Weile zurückstellt (»Parking«) oder zeitweise die Perspektive des stark unter Druck geratenen Partners – zum Wohle der Aufrechterhaltung der Mentalisierungsfähigkeit – übernimmt und somit dem Schwächeren zur Seite steht (»Siding«). Mehr noch als in der Gruppentherapie erfordert dies in der Paarberatung Fingerspitzengefühl, um die Allparteilichkeit des Beraters zu bewahren (vgl. Euler & Schultz-Venrath, 2014, S. 400). Insbesondere das »Siding« benötigt ein Gegengewicht (wobei in einer Paarberatung nicht immer eindeutig festzumachen ist, wer gerade der »Schwächere« ist). Dieses Gegengewicht kann über ein einfühlendes Spiegeln des anderen Partners gelingen.

Folgende Formulierungen zielen auf das Austarieren bei einer hohen emotionalen Anspannung:

- ➢ Ich nehme wahr, Herr A., dass das für Sie ein wichtiges Thema ist. Ich sehe aber auch, dass das Thema Ihre Frau sehr aufwühlt. Sind Sie damit einverstanden, dass wir es noch einmal zurückstellen? Und Sie, Frau A.?
- ➢ Wenn sich das Gespräch zwischen Ihnen so aufschaukelt, kann ich Ihnen nicht folgen. Können wir bitte noch einmal ein paar Schritte zurückgehen an die Stelle XY?[18]

Während eines Gefühlsausbruchs in der Beratung sollte der Berater einen Dialog mit beiden Partnern in Gang halten und immer wieder die Sichtweise des jeweils anderen mit in den Prozess hineinholen. Über die markierte Affektspiegelung kann den Klienten zudem der eigene innere Zustand des Beraters in modifizierter Form zurückgespiegelt werden. Solange die affektive Erregung allein eines Partners massiv ist, ist ein therapeuti-

18 Vgl. Intervention »Stop & Rewind« (Kapitel 4.3.5).

sches Arbeiten an den Hintergründen und möglichen Ursachen des Affektsturms nicht angebracht. In der MBT werden mögliche Ursachen eines Affektsturms erst dann angesprochen, wenn die emotionale Erregung abgeklungen ist. Im Paarsetting verschärft sich die Situation dahingehend, dass zwei Klienten anwesend sind.

Entscheidend für den Aufbau der Mentalisierungskapazität ist die Spiegelung der Affekte der Klienten. Wie oben näher beschrieben, spiegelt die Mutter dem Säugling im günstigen Fall seine Affekte nicht in Form reiner Nachahmung, sondern in markierter Form. Eine solche Spiegelung gelingt dem Berater dann, wenn er seine Mentalisierungsfähigkeit aufrechterhält und die Selbstbeobachtung und Selbstreflexion bei der Spiegelung der Affekte bewahrt.

Mikroanalytische Untersuchungen transkribierter Gespräche zeigen, dass die nonverbale musikalische Interaktionsebene von zentraler Bedeutung für Spiegelungsprozesse und das Ablaufen psychotherapeutischer Mentalisierungs- und Regulationsmechanismen ist (vgl. Plitt, 2013, 2014). Für den Berater ist zentral, musikalische Abstimmungsprozesse sensibel zu gestalten. Das bedeutet konkret, darauf zu achten und zu reflektieren, mit welchen musikalischen Parametern und nonverbalen Gesten er dem Klienten begegnet und ihn spiegelt (vgl. Plitt, 2017a). In der Paarberatung kommt dazu, als Berater zu beobachten und gegebenenfalls widerzuspiegeln, welche Abstimmungsprozesse sich zwischen den Partnern abspielen. Beispielsweise: Wie ist der »Ton« und mit welchen Gesten wird auf das, was der anderen sagt, reagiert. Kritische Marker bei Paaren zeigen sich insbesondere dann, wenn in Form von verachtenden Gesten wie Augenrollen oder übertriebenen Markierungen reagiert oder durch Abschottung und Rückzug eine adäquate Spiegelung weitgehend vermieden wird.

Die höchste Stufe der Affektregulation ist die mentalisierte Affektivität. Diese zeichnet sich dadurch aus, dass das affektive Erleben aufrechterhalten bleibt, während über die gegenwärtigen Emotionen nachgedacht wird. Taubner und Kollegen (2015, S. 59) sprechen von »Online-Affekt-Mentalisierung«. Ist affektive Mentalisierung in einer Paarbeziehung möglich, so kann auch in hoch aufgeladenen Situationen über die Emotionen nachgedacht werden, sodass affektive Impulse nicht unmittelbar ausgedrückt und ausagiert werden müssen, sondern modelliert werden können und währenddessen eine reifere Form der Kommunikation möglich ist. Während der mentalisierten Affektivität ist eine kongruente Verknüpfung zwischen den primären und sekundären Repräsentanzen möglich. »Der konzentrierte Blick auf die Emotion schafft eine Gelegenheit, die sekundären repräsentationalen Strukturen, die zum Nachdenken oder Reflektieren über einen Affekt benutzt werden, erneut mit dem konstitutionellen Zustand zu verbinden und falsche Verbindungen, in denen der gezeigte Affekt mit einem anderen, nicht bewußten Affektzustand verknüpft wurde, zu korrigieren« (Fonagy et al., 2004, S. 22).

Mentalisierte Affektivität bedeutet, zunächst die eigenen Gefühle zu identifizieren, zu benennen und anzuerkennen. Insbesondere in symbiotischen Paarbeziehungen stellt es eine Herausforderung dar, zwischen den eigenen und den Gefühlen des Partners zu unterscheiden. Zudem können Emotionen abgewehrt oder durch andere Emotionen überdeckt werden. So kann es durchaus sein, dass beide Partner auf einen Streit mit Wut reagieren. Beim genaueren Betrachten unterscheidet sich allerdings meist die Wut beider Partner. Das kann sich zum einen in der Heftigkeit und/oder Qualität der Wut zeigen, zum anderen aber auch darin, dass bei einem Partner zwar vordergründig Wut wahrgenommen wird, dahinter allerdings andere Gefühle verborgen liegen. Betrachten wir dazu ein Beispiel des Ehepaares I.:

> Herr I. und seine Frau kommen aufgrund eines Kinderwunsches in die Beratung. Regelmäßig, wenn die Hoffnung wieder enttäuscht wird, kommt es zwischen den Partnern zur gleichen Dynamik: Frau I. beschreibt, dass sie dann in ein schwarzes Loch fällt und stundenlang aus Verzweiflung weinen könnte. Sie berichtet, dass sie sich wünschen würde, in solchen Fällen von ihrem Mann getröstet und in den Arm genommen zu werden. Das Gegenteil sei allerdings der Fall. Herr I. zeige sich meist unberührt und werfe Frau I. höchstens vor, dass sie sich zu sehr in die Sache reinsteigern würde und sie nun endlich ihren Kinderwunsch fallenlassen müsse. Durch die Reaktion ihres Mannes. fühlt sich Frau I. von diesem alleine gelassen und zweifelt an, ob Herr I. überhaupt wirklich eine Familie mit ihre gründen wolle. Herr I. berichtet, dass er über die ganze Situation mit dem Kinderwunschthema häufig sehr wütend sei. Auf die Frage, worauf sich seine Wut denn ganz konkret beziehe, schildert Herr I., dass er wütend auf seine Frau sei, da sie ihm unterstellen würde, dass er keine Familie mit ihr haben wolle. Schließlich lade ich Herrn I. dazu ein, genau nachzuspüren, wie es sich anfühlt, wenn seine Frau ihm berichten würde, dass sie wieder nicht schwanger geworden wäre. Herr I. beschreibt, dass er auch wütend sei, dass seine Frau so leiden müsse. Auf meine Einladung hin, sich dieser

> Wut nochmal zuzuwenden und zu beschreiben, wo er diese im Körper spüre, beschreibt Herr I., dass diese Wut seinen Brustkorb und den Hals ganz eng machen würde. Wie ein Kloß im Hals. Auf meine Frage »Wie ein Trauerkloß?« bekommt Herr I. Tränen in die Augen und kommentiert dies mit den Worten »Jetzt werde ich hier auch noch zur Heulsuse«. Im Laufe der Beratung kann Herr I. sich schließlich seiner eigenen Trauer in Bezug auf den Gedanken, dass sich sein Lebensentwurf, Familienvater zu sein, nicht realisieren lassen könnte, zuwenden.

Bei Herrn I. wird deutlich, dass er zunächst nur seine Wut spüren und zeigen kann. Diese Wut hat verschiedene Funktionen. Zum einen ist er faktisch wütend darauf, dass seine Frau ihm den Wunsch abspricht, eine Familie gründen zu wollen. Ein anderer Teil seiner Wut steht demgegenüber stellvertretend für andere Emotionen, zu denen er im Laufe der Beratung einen Zugang bekommt und die er nach und nach besser differenzieren und wahrnehmen kann. Da ist zum einen die Trauer, wenn er hört, dass es mit einer Schwangerschaft erneut nicht geklappt hat. Diese Trauer kann er zunächst nicht in Beziehung zu seiner eigenen Enttäuschung setzen, sondern nur in Bezug darauf sehen, dass seine Frau ihm leidtue, wenn sie trauern würde. Nach und nach bekommt er auch einen Zugang zu seiner eigenen Trauer bezüglich des unerfüllten Kinderwunsches. Auch kann er seine Ängste davor, dass sein Lebensentwurf nicht zu realisieren sein könnte, äußern. In der Beratung erlebe ich oft, dass Männer einen leichteren Zugang zu ihrer Wut als zu Gefühlen wie Trauer oder Angst haben. Nicht selten ist das dann der Fall, wenn sie Schwierigkeiten haben, sich schwach zu zeigen, und aus der Kindheit Sprüche wie »Jungen weinen nicht« oder »Ein Indianer kennt keinen Schmerz« verinnerlicht haben. Bei Frauen erlebe ich demgegenüber häufiger ein abgespaltenes Verhältnis zu ihrer Wut und eine verinnerlichte Rolle als »braves Mädchen«, das beschützt werden will. In der Paardynamik kann sich das so zeigen, dass Frau I. ihre Wut auf ihren Mann projiziert und ihr Mann seine Trauer beziehungsweise Angst auf seine Frau. Beide agieren nun stellvertretend für den Partner die Emotionen des anderen aus und kritisieren gleichzeitig den eigenen abgelehnten Selbstanteil beim anderen. In der Paarberatung kann es darum gehen, dass jeder die Verantwortung für seine Emotionen wieder zu sich zurücknimmt und die Vielfältigkeit des eigenen affektiven Erlebens wiederentdeckt. Folgende Fragen können zur Affektdifferenzierung beitragen:

- Wenn Sie einen ganzen Fächer von Gefühlen in der Hand hätten, welches Gefühl wäre jetzt noch möglich?
- Wo im Körper spüren Sie das Gefühl? Was würde das Gefühl an dieser Stelle im Körper jetzt sagen wollen?
- Wenn Ihre Partnerin/Ihr Partner morgens aufwachen würde und hätte vergessen, wie wütend sein geht, was würde sie/er dann fühlen, wenn Sie sich so streiten?
- Welche Gefühle waren noch im Spiel?

Die Affektfokussierung ist bei einer mentalisierungbasierten Paarberatung einer der zentralen Aspekte und gleichzeitig eine der größten Herausforderungen. Allzu schnell besteht in einer Paarberatung die Gefahr, dass beim Denken über Gefühle kognitiv pseudomentalisiert wird und außer Acht bleibt, dass reifes Mentalisieren emotional ist.

4.2.6 Mentalisieren der Übertragung

Neben dem Mentalisieren der Affekte wird in der Mentalisierungsbasierten Therapie (MBT) das Mentalisieren von Übertragungsgeschehnissen in den Blick genommen (vgl. Euler, 2014, S. 7). In der Paarberatung werden Übertragungsphänomene in der gegenwärtigen Beziehung zum Berater und zudem in Bezug auf die Beziehung der Partner untereinander exploriert und reflektiert. Der Berater ermutigt dabei zu einer Perspektivenvielfalt mit dem Ziel, gemeinsame Prozesse des Nachdenkens und Mentalisierens zu fördern.

> Im Laufe des Paarberatungsprozesses beklagt Frau S., dass sie sich von ihrem Mann immer wie ein Kind behandelt fühle. Daraufhin schildere ich ihr, dass ich mich heute bei dem starken Regen gesorgt hätte, wie sie vom Bahnhof zur Beratungsstelle kommen würde. Auf meine Aussage, dass ich sie da wahrscheinlich auch zu wenig als erwachsene Frau gesehen haben könnte, reagiert sie verlegen mit den Worten, dass sie das anrühren würde, weil es für sie ein Zeichen sei, dass sie mir wichtig wäre.

Übertragungsdeutungen zielen in der MBT nicht darauf ab, ein Verhalten, das ein Patient in der aktuellen Situation zeigt, als unbewusste Wiederholung eines Verhaltens aus der Vergangenheit zu erklären. Es geht weniger darum, über die Übertragung Einsicht zu vermitteln, sondern darum, zur Mentalisierung anzuregen und alternative Perspektiven aufzuzeigen.

> »Ein wenig umständlich formuliert, bedeutet ›Mentalisieren der Übertragung‹ also, dass wir die Patienten anregen, über die Beziehung, in der sie sich im Augenblick befinden, nachzudenken. Wir wollen seine Aufmerksamkeit auf eine andere Psyche [...] lenken und ihm dabei helfen, seine Selbstwahrnehmung mit der Art und Weise zu vergleichen, wie ihn andere wahrnehmen« (Allen et al., 2011, S. 248).

Allen und Kollegen (ebd.) sprechen sich dafür aus, Übertragungen langsam vorzubereiten und mit Übertragungsmarkern vorzubereiten. »Wir setzen die Übertragungsmarker zum Beispiel als Hinweisgeber ein, um zu signalisieren, dass der Therapeut unter Umständen anders denkt und fühlt als der Patient und dass er vielleicht eine andere Perspektive in Erwägung ziehen möchte« (ebd., S. 249). Übertragungsmarker könnten zum Beispiel sein:

- »Für mich fühlt sich das anders an. Vielleicht können wir uns das später nochmal näher anschauen.«

4.2.7 Perspektivenvielfalt

Die Perspektivenerweiterung ist ein wesentlicher Faktor des Mentalisierens. Bevor eine andere mögliche Perspektive aufgezeigt wird, ist es wichtig, zunächst die Perspektive des Klienten anzuerkennen und wertzuschätzen. In der Paarberatung gilt dies für die Perspektiven beider Klienten. Dazu gehört, der Perspektive jedes Einzelnen Raum zu geben, zu signalisieren, dass diese gehört wurde und sicherzustellen, dass die Perspektiven von beiden Klienten und vom Berater richtig verstanden wurden. Hilfreich ist hierzu das Mittel der Paraphrasierung. Dabei wird das Gesagte vom Zuhörer nochmals mit den eigenen Worten wiederholt:

- Wenn ich Sie richtig verstehe ...
- Bei Ihnen habe ich herausgehört, dass ... Und bei Ihnen (sich

den anderen Partner zuwendend) habe ich herausgehört, dass ... Habe ich das so richtig verstanden?

- Können Sie nochmal mit Ihren eigenen Worten wiederholen, was Sie gehört haben, wie Ihr Partner das sieht? (Danach zum anderen Partner gewandt) Haben Sie das so gemeint wie Ihr Partner das in seinen eigenen Worten nochmal zusammengefasst hat?

Angelehnt an die mentalisierungsbasierte Gruppentherapie (Schulz-Venrath, 2013) sind das Verbinden von Themen, die die Partner ansprechen (»Connecting«), das Werben um Mitarbeit (»Recruiting«) und das Befragen desjenigen Partners, der gerade nicht spricht (»Triangulation«) wichtige mentalisierungsunterstützende Interventionstechniken, die unter anderem zur Perspektivenerweiterung beitragen. Das Einbringen einer neuen Perspektive aufseiten des Beraters geschieht vor dem Hintergrund, dass dieser sich bewusst ist, dass auch seine Perspektive nur eine von vielen ist und einer Wahrnehmungsverzerrung unterliegt. Bei der Perspektivenvielfalt geht es nicht in erster Linie darum, das Denken der Klienten auf ein anderes Gleis zu bringen, sondern zu verdeutlichen, dass es verschiedene Möglichkeiten gibt, über die eine oder andere Möglichkeit nachzudenken. Insbesondere in der Paarberatung geht es vor allem um eine Perspektivenflexibilität. Das bedeutet, dass die Perspektive des Partners als eine Möglichkeit, die Welt zu sehen, akzeptiert wird, und zwar ohne die Bedingung, dass dazu die eigene Sichtweise revidiert werden muss. Auch das Hinzuziehen der möglichen Perspektiven einer dritten Person, die nicht in der Beratung ist und zu der beide Klienten eine gute Beziehung haben, oder aber das Hinzuziehen fiktiver Personen kann zur Perspektivenvielfalt und -flexibilität beitragen:

- Und wenn Ihre Tochter hier sitzen würde, was würde die denn dann möglicherweise sagen?
- Und wenn Meister Eder und sein Pumuckl hier sitzen würden? Was könnte Meister Eder dazu sagen? Und was Pumuckl?

Verharren in der Paarberatung die Partner in ihrer jeweiligen zueinander kontroversen Perspektive, können über spielerische Übungen Verhärtungen gelöst werden. Hierzu zwei Übungen:

Übung 1

Der Berater nimmt ein großes Blatt Papier und malt:

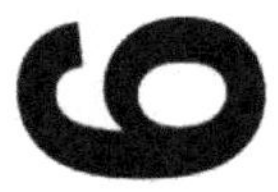

Das Papier wird auf den Boden gelegt. Das Paar wird nun aufgefordert sich so hinzustellen, dass einer sich rechts und der andere sich links vor das Blatt stellt. Nun sollen sie beschreiben, was sie auf dem Blatt sehen.

Übung 2

Der Berater fordert die Klienten dazu auf, auf Brusthöhe mit dem Zeigefinger, der Richtung Raumdecke zeigt, einen Kreis gegen den Uhrzeigersinn in die Luft zu malen. Nun schraubt sich der Finger kreisend langsam in Richtung Zimmerdecke hoch, bis er schließlich oberhalb des Kopfes einen Kreis nachmalt. Die Klienten sollen beschreiben, in welche Richtung sich der Kreis jetzt dreht.

In Übung 1 wird deutlich, dass eine »6« je nach Standpunkt genauso gut eine »9« sein kann. Der Blickwinkel beziehungsweise die Perspektive ist entscheidend. So kann auch eine Beziehung oder ein Konflikt von dem einen Partner ganz anders wahrgenommen werden als vom anderen. Eine wichtige Erfahrung bei dieser Übung ist es, dass völlig unterschiedliche Sichtweisen gleichzeitig nebeneinander stehen können, ohne dass eine der beiden falsch ist. Perspektivenflexibilität heißt, auch mal den Standpunkt des anderen einnehmen zu können, ohne die eigene Sichtweise aufgeben zu müssen oder aus den Augen zu verlieren.

In Übung 2 dreht sich der Finger zunächst im Uhrzeigersinn, weil von oben auf den Zeigefinger geguckt wird. Ist der Finger oberhalb des Kopfes dreht er sich aus dieser Perspektive gegen den Uhrzeigersinn. Meistens sind die Klienten bei dieser Übung zunächst verwirrt und prüfen nochmal, ob sie denn am Anfang den Finger auch wirklich gegen den Uhrzeigersinn gedreht haben oder aber im Laufe der Bewegung in Richtung Zimmerdecke die Drehrichtung geändert haben. Auch in dieser Übung kann erfahren und darüber nachgedacht werden, inwiefern Aussagen überhaupt »wahr« sind. Wird die Übung in Ergänzung mit der Imagination »Stellen Sie sich vor, dass das ihre Beziehung ist, wie sie sich im Laufe der Zeit weiterentwickelt hat« durchgeführt, können sich Fragen anschließen, wie sich der Blickwinkel in Bezug auf den Partner im Laufe der Zeit verändert haben könnte. Häufig stellt sich beispielsweise heraus, dass es genau die Eigenschaften sind, die ein Partner zu Beginn der Beziehung als anziehend erlebt hat, die jetzt als störend erlebt werden. So beschreibt beispielsweise eine Frau, dass sie zu Beginn der Beziehung an ihrem Mann seine Großzügigkeit als attraktiv und charmant empfunden habe: »In einen Geizkragen, der mich noch nicht mal zum Essen eingeladen hätte, hätte ich mich nie verliebt.« In Bezug auf die Streitpunkte in der Beziehung beschreibt sie an einer anderen Stelle im Beratungsprozess demgegenüber, dass der Umgang ihres Mannes mit Geld sie sehr stören würde: »Immer muss ich das Geld für die Familie zusammenhalten und mein Mann schmeißt es einfach zum Fenster raus.« Die Eigenschaft des Mannes, großzügig mit Geld umzugehen, hat sich im Laufe der Beziehung nicht geändert, allerdings die Perspektive und die Lebensumstände, von denen aus die Frau darauf blickt.

Dass neue Perspektiven sensibel und mit Wertschätzung für die schon vorhandenen eingeführt werden sollten, wurde schon oben beschrieben. Um eine Perspektivenvielfalt entstehen zu lassen, ist es zudem hilfreich, den Konjunktiv zu verwenden. Neue Perspektiven erfahren weniger Widerstand bei Klienten, wenn diese im Konjunktiv formuliert werden. Dabei verlieren die neuen Sichtweisen den möglichen Beigeschmack, dass diese die richtigen oder besseren seien und die ursprüngliche Perspektive an Bedeutung verliert oder gar fallen gelassen werden muss. Verwendet der Berater den Konjunktiv, erleichtert dies dem Klienten, andere Perspektiven anzuhören und diese als mögliche Option abzuwägen.

- Es könnte sein, dass … Es könnte aber auch sein, dass …
- Möglicherweise könnte es auch noch eine weitere Perspektive geben …

Worte, die die Perspektivenvielfalt und das Mentalisieren einschränken, sind demgegenüber zu vermeiden:

»einfach«, »offensichtlich«, »eindeutig«, »nur«, »immer«, »nie«

4.2.8 Mentalisierungsfokussierung

Dass Mentalisierungsprozesse in einer mentalisierungsbasierten Beratung an erster Stelle stehen, scheint selbstverständlich; das umzusetzen, ist allerdings häufig gar nicht so einfach. In der Paarberatung wird es besonders dann schwierig, wenn ein Paar in seiner Streitdynamik verfangen ist, wenn Emotionen hochkochen oder sich Deutungen aufdrängen. Faustregel bleibt immer: Das Mentalisieren geht vor! Das heißt nicht, dass nicht auch Kommunikationsregeln erarbeitet, Zusammenhänge zur Paargeschichte oder individuellen familiären Prägungen hergestellt werden oder gedeutet wird. Allerdings nicht an erster Stelle. Das Verständnis für die bestehenden Rollen ist weniger wichtig als der Prozess des Herausarbeitens (vgl. Allen et al., 2011, S. 239). In der Paarberatung werden die Klienten dabei unterstützt, in einem ausgewogenen Verhältnis die eigenen inneren Zustände und diejenigen des Partners zu erforschen. Um das Mentalisieren zu fördern, werden dazu gegenwärtige Gedanken, Wahrnehmungen und Gefühle (s. Haltung zu Gegenwärtigkeit) und nicht allzu komplexe mentale Zustände fokussiert. Die Interventionen bleiben kurz, einfach und prägnant.

Ebenso wichtig wie der Fokus auf die Mentalisierungsprozesse der Klienten ist der Fokus auf die Mentalisierungsprozesse des Beraters. Die eigene Mentalisierungsfähigkeit immer wieder zu reflektieren und in Supervisionen eigene und prämentalistische Zustände der Klienten zu entlarven, ist grundlegend in der MBT und gehört zur Professionalität des Beraters.

> »Sehr wichtig ist es auch, eigenes Mentalisierungsversagen zu erkennen, denn man muss sich darüber im Klaren sein, dass man als Therapeut immer in der Gefahr schwebt, seine Mentalisierungsfähigkeit zu verlieren, wenn man im Kontakt mit Patienten ist, die nicht mentalisieren können!« (Piegler & Dümpelmann, 2016, S. 184)

Entscheidend ist, dass Klienten ihre Mentalisierungskapazität nur dann erweitern können, wenn der Berater mit seinen eigenen Mentalisierungskompetenzen gut in Kontakt ist. Der Berater hat hier eine Vorbildfunktion.

Ist die Mentalisierung bei Klienten gehemmt, so ist sie auch beim Berater erschwert. Dies ist insbesondere in Situationen mit hoher Affektivität und Aggression der Fall, wie man es bei hochstrittigen Paaren vorfindet, sodass es hier von besonderer Bedeutung ist, in Kontakt mit dem eigenen affektiven Erleben und Mentalisierungsstatus zu bleiben.

Wie wichtig, aber auch wie schwierig es sein kann, sich immer wieder auf die eigenen Mentalisierungskompetenzen als Berater zurückzubesinnen, zeigt das folgende Beispiel:

> Herr und Frau M. kommen nach einem für mich bereits langen und anstrengenden Tag in die Beratung. In dieser Beratungssitzung handelt das Paar aus, dass es bei mir keine Beratung zur Bewältigung einer Ehekrise mehr, sondern eine Trennungsberatung führen will. Das gegenseitige Vertrauen des Paares ist aufgrund mehrfacher gegenseitiger falscher Versprechungen und einer bestehenden Außenbeziehung nicht mehr vorhanden. Die Beratungssitzung ist geprägt von massiven gegenseitigen Vorwürfen und starken Emotionen in Bezug auf den Umgang mit den Kindern. Vorsichtige Versuche, das Paar dazu anzuregen, sich auf eine andere Perspektive einzulassen, scheitern und werden an einer Stelle sogar explizit von der Frau abgewehrt: »Jetzt soll ich mich auch noch in meinen Mann hineinversetzen!« Eine mentalisierungsfokussierte Beratung ist in dieser Sitzung nicht möglich. Stress- und Emotionsregulationen stehen im Vordergrund, damit überhaupt ein Gespräch stattfinden kann. Im Lauf der Beratung bin auch ich zunehmend angespannt und genervt von dem Paar, sodass ich zum Schluss der Beratung, ohne das vorher innerlich zu reflektieren oder abzuwägen, spontan zum Paar sage, dass sie, wenn sie ihre heftigen Emotionen nicht zu Hause lassen könnten, gar nicht mehr in die Beratung kommen müssten.[19] Ich kann innerlich nicht mehr die Perspektive aufrechterhalten, dass es für das Paar eine enorme Leistung ist, unter diesen Anspannungen, freiwillig zusammen in eine Beratung zu gehen. Auch kann ich in diesem Moment nicht mehr aus der Perspektive der Kinder heraus agieren, für die es wichtig ist, dass ihre Eltern mithilfe einer dritten Person außergerichtlich gemeinsame Kompromisse in Bezug auf die Umgangsregelung finden.

Wir halten fest: Eine mentalisierunsfördernde Haltung des Beraters beinhaltet ein Ringen darum, die inneren Zustände der Klienten zu verstehen

---

19 Das Paar ist seitdem nicht mehr in die Beratung gekommen.

und die eigenen mentalen Zustände sowie deren Auswirkungen zu reflektieren. Getragen werden diese Haltungen von dem Bewusstsein, dass sich eigene Gefühle und Gedanken auf die Klienten auswirken, dem Grundvertrauen, dass Veränderung möglich ist, und der Bereitschaft des Beraters, sich überraschen zu lassen.

4.3 Mentalisierungsunterstützende Interventionen

Mentalisierungsunterstützende Interventionen können sich sowohl auf explizite als auch auf implizite Mentalisierungsprozesse beziehen (vgl. Kap. 3.7). Explizite und implizite Interaktionsebene sind dabei nicht voneinander zu trennen, sie durchdringen und beeinflussen sich gegenseitig (vgl. Plitt, 2017). Auch wenn im Folgenden mentalisierungsunterstützende Interventionen und Vorgehensweisen in der Paarberatung vorgestellt werden, die explizit das Mentalisieren thematisieren, ist es vor allem bedeutsam, die ablaufenden impliziten Prozesse, die sich dabei zwischen den Partnern abspielen, mit im Blick zu halten.

4.3.1 Psychoedukative Einstiegsphase

Mentalisierungsfördernde Psychoedukation hat sich im Rahmen von Konzepten zur mentalisierungsbasierten Behandlung als förderlich erwiesen (vgl. Schultz-Venrath, 2013; Kirsch, 2014; Kalbfuss et al., 2014). Ein mentalisierungsfokussierendes Psychoedukationsprogramm für psychiatrische Patienten und ihre Familienangehörigen haben Haslam-Hopwood et al. (2009) entwickelt. Taubner und Volkert (2017) bieten im Rahmen der mentalisierungsbasierten Therapie für Adoleszente ein auf zwölf Sitzungen ausgelegtes Programm in Form einer psychoedukativen MBT-Einführungsgruppe (MBT-AI) an.

Psychoedukative Elemente tragen zur Verringerung von Informationsdefiziten bei. Wie in Kapitel 3.3 näher beschrieben, führen fehlende Informationen dazu, dass die Lücken mit eigenen Ideen, Vorstellungen und Fantasien aufgefüllt werden. Ungeprüfte eigene Fantasien und Vorstellungen führen vermehrt zu falschen Zuschreibungen der inneren Zustände und Motive des anderen.

Vor diesem Hintergrund ergibt es in der mentalisierungsbasierten Paarberatung Sinn, mit einer psychoedukativen Einstiegsphase zu beginnen, um transparent zu machen, was Mentalisieren bedeutet und inwiefern Gefühle, Gedanken, Wünsche und Bedürfnisse das Denken und Handeln beeinflussen. In der Psychoedukation werden Auswirkungen von Stress, bedeutsamen Beziehungen, heftigen Gefühlen und Informationsdefiziten auf das Mentalisieren besprochen. Veranschaulicht werden die Themen unter anderem grafisch mithilfe des Schaltmodells zur Mentalisierung (vgl. Kapitel 3.2.2; Abb. 6), den Mentalisierungs-Wippen (vgl. Kapitel 2.4, 3.1, 3.2, 4.2; Abb. 2, 3, 4, 9), dem Informationsdefizit-Kreislauf (vgl. Kapitel 3.3, 3.4; Abb. 7) und den Mentalisierungspolen (vgl. Kapitel 3.3; Abb. 8). Die psychoedukativen Bausteine werden dabei anhand von Beispielen verdeutlicht. Über die Frage »Fällt ihnen auch ein Beispiel aus ihrem Alltag dazu ein« wird schließlich im zweiten Schritt ein Bezug zum Alltag des Paares hergestellt. Häufig benennen die Paare schon von selbst beim Vorstellen eines Modells Beispiele aus ihrer Beziehung. Ziel psychoedukativer Elemente ist es, zum neugierigen Erforschen eigener und fremder Bedürfnisse, Wahrnehmungen und Gefühle im Hier und Jetzt anzuregen und für mentalisierungshemmendes und mentalisieurngsförderndes Verhalten zu sensibilisieren.

4.3.2 Mentalisierungsprofil erstellen

Zur Erfassung der Mentalisierung liegen verschiedene Instrumente vor.[20] Die gesamte Bandbreite des Mentalisierungskonzepts wird von der Reflective Functional Scale (Fonagy et al., 1998) operationalisiert und erfasst. Anhand des bindungsfokussierten Adult Attachment Interviews AAI (George et al., 1985) wird hier mithilfe der RF-Skala die Reflektive Funktion (RF) des Interviewten von geschulten Ratern bestimmt. Die *Reflective Functioning Scale (RFS)* findet meist in der Forschung ihren Einsatz. Für die Beratungspraxis geeignet ist das Erstellen eines Mentalisierungsprofils anhand der verschiedenen Mentalisierungsdimensionen von Luyten (Abb. 8; vgl. Kapitel 4.4.). Weniger zeitaufwändig ist es, sich während des Beratungsgesprächs eine »innere Notiz« zu machen, wenn im Gespräch Mentalisierungsdimensionen deutlich werden. Dies erfordert etwas Übung. In meiner Beratungspraxis hat es sich zudem als nützlich erwiesen, nach der ersten oder zweiten Beratungssitzung die Audiodatei der Sitzung im Hinblick auf die in Kapitel 3.4 be-

20 Ein Überblick lässt sich bei Luyten und Kollegen (2011) finden.

schriebenen Mentalisierungsdimensionen nach Luyten und Kollgen (2011) zu untersuchen.[21] Wenn es die Zeit im Beratungsalltag zulässt, ist es lohnenswert, auf die Audiodatei der ersten oder zweiten Beratungssitzung zurückzugreifen und die Stellen zu transkribieren, aus denen Aussagen über das Mentalisieren getroffen werden können. Im zweiten Schritt werden diese Stellen dann im Hinblick auf die Mentalisierungsdimensionen betrachtet. Nicht immer lassen sich diese eindeutig zuordnen, dennoch zeigen sich meist schon beim Betrachten der ersten Stellen, dass eine Person vorzugsweise auf eine bestimmte Weise mentalisiert. Betrachten wir exemplarisch das Herausarbeiten charakteristischer Mentalisierungsmerkmale anhand eines Beispiels.

Das Paar B. ist 43 Jahre verheiratet und kommt aufgrund von sexuellen Schwierigkeiten in die Beratung. Anhand der Audiodatei aus der zweiten Beratungssitzung werden insgesamt 19 Textpassagen transkribiert, aus denen Aussagen über das Mentalisieren getroffen werden können. Davon fokussieren neun Textpassagen das Mentalisieren der Frau und zehn die des Mannes. Zu den Textstellen wird vermerkt, welche Mentalisierungsdimensionen und Pole dieser Dimensionen sich jeweils zeigen. Betrachten wir dazu einen Teil aus dem Transkript (vgl. Tab. 1).

Zeitmarke	Textstellen	Mentalisierungsdimensionen
7:40	F[1]: Ich glaube, mein Mann hat sich den Text des Stückes gar nicht richtig angehört, weil er ist nämlich aufgeregt.« T: Woran machen Sie das fest? F: Er hat es mir vorher gesagt. T: Hätten sie das auch gemerkt, wenn er es ihnen nicht gesagt hätte? F: Nein. Nein das hätte ich nicht gemerkt. T: Das hätten sie nicht gemerkt? F: Nein.	fremd-orientiert, außen-fokussiert, kognitiv, explizit (kontrolliert)

Tab 1: Transkriptauszug

21 Meine Beratungssitzungen nehme ich grundsätzlich (mit dem Einverständnis der Klienten) auf.

1 F, M und T sind hier die Abkürzungen für: Frau, Mann, Therapeut.

Beim Hinzuziehen der anderen transkribierten Textstellen des Paares B. wird deutlich, dass alle Mentalisierungsdimensionen und ihre Pole bei jedem Partner mindesten einmal vorkommen. Dies kann mit den jeweils spezifischen fokussierenden Mentalisierungsfragen des Therapeuten aus dieser Sitzung begründet werden, zeigt aber auch, dass beide Partner die Fähigkeit besitzen, auf reife und flexible Mentalisierungsstrategien zurückzugreifen. Zu fragen bleibt, auf welche Mentalisierungsdimension die Partner vorzugsweise zurückgreifen und welche Paardynamik sich dabei zeigt. Bei Frau B. fällt auf, dass sie vorwiegend fremd-orientiert mentalisiert und Schwierigkeiten hat, selbst-orientiert zu mentalisieren: Fremd-orientierte Fragen in Bezug darauf, was ihr Mann denken könnte, beantwortet Frau B. – wie u.a. bei der Zeitmarke 7:40 (vgl. Tab. 1) deutlich wird – wenig zögerlich und flüssig. Anders verhält es sich bei Fragen des Therapeuten, die das selbst-orientierte Mentalisieren von Frau B. fokussieren. Bei diesen Fragen entsteht zunächst eine Pause und Frau B. beantwortet diese zögerlich und stockend. In Bezug auf die Paardynamik fällt dabei auf, dass Frau B. selbst-orientierte Fragen meist nicht allein, sondern unter Zuhilfenahme ihres Mannes beantwortet. Hierzu zwei Beispiele in Tabelle 2.

16:05	T: ((an die Frau gewandt)) Was löst das, was ihr Mann sagt, in ihnen aus? (–) M: Schmunzeln, ne? F: ((lacht)) m ja, ja. Eigentlich ja, schmunzeln. M: ((lächelt)) So kenne ich sie .h.

Tab. 2: Transkriptauszug

Bei der Zeitmarke 16:05 entsteht zunächst eine Pause. Herr B. beantwortet schließlich die selbst-orientierte Frage des Therapeuten an seine Frau. Bei der Zeitmarke 26:56, wendet Frau B. sich direkt an ihren Mann, um die Frage des Therapeuten zu beantworten (vgl. Tab. 3).

26:56	T: Kann ihr Mann sie noch überraschen? F: Ja he ja he jaaaaaaa ((lacht)) bei uns ist es eigentlich nie langweilig. T: Womit würde ihr Mann sie überraschen? Womit hat er sie überrascht in der letzten Zeit? F: Womit hast du mich überrascht? Im Moment fällt mir nichts ein, aber du kannst mich manchmal überraschen.

26:56	M: Ich habe manchmal so komische Ideen, ne? F: »Ich hab mir überlegt« wenn mein Mann das sagt, das ist nicht günstig für mich hehe. Dann hat er sich irgendetwas überlegt, was mir gar nicht gefällt. T: Kann ihr Mann sie noch überraschen? F: Ja he ja he jaaaaaaa ((lacht)) bei uns ist es eigentlich nie langweilig. T: Und das überrascht sie dann? F: Ja. ((lacht)) M: [...] F: [...] überrascht, überrascht mich eigentlich. M: das ich zum Beispiel, wenn ich abends sagt »ich habe mir da was überlegt« Fahrrad fahrenzum Beispiel. F: So außergewöhnliche Sachen.

Tab. 3: Transkriptauszug

Der Bezug zu sich selbst gelingt Frau B. über ihren Mann als Spiegel. Die Unsicherheit der Frau in Bezug auf das mentalisieren ihrer eigenen Wünsche, Bedürfnisse und Empfindungen werden durch die starken außen-fokussierten Mentalisierungstendenzen des Mannes, die er zudem mit einer großen Sicherheit vorträgt, kompensiert (vgl. Tab. 4).

16:24	T: Was glauben sie, was dieses Schmunzeln ihrer Frau bedeutet? M: Soll ich das jetzt offen aussprechen? Hört sich das doof an? T: m m (verneinend) M: Das hört sich als ob das für mich (.) Wie eine Liebeserklärung. (Lächeln) T: mh M: Über das, was ich anders empfinde. T: Wie sicher sind sie sich da? M: 100 prozentig. T + F: ((lachen)) T: Und wenn das Schmunzeln mal was anderes bedeuten würde? M: Das gibt es gar nicht, das würde sie mich ja auslachen und das tut sie nicht. (..)

Tab. 4: Transkriptauszug

Darüber hinaus mentalisiert das Paar phasenweise gemeinsam. Die symbiotischen Tendenzen des Paares werden dadurch deutlich, dass beide in

Bezug auf das Mentalisieren einen Äquivalenzmodus beschreiben (vgl. Tab. 5).

8:55	T: Warum denken sie das, was sie über ihren Mann denken? F: Weil wir oft die gleichen Gedanken haben. M: .h. ((atmet zustimmend ein und aus)) T: Woran machen sie das fest? F: Manchmal habe ich eine Melodie im Kopf und anschließend pfeift mein Mann die.	fremd-orientiert, innen-fokussiert Äquivalenzmodus
	((...))	
12:13	M: Meine Frau hat genau das wiedergegeben, was ich auch empfunden habe. (.) Das mit der Wolke 7. Sie wird gedacht haben, dass ich auch so gedacht habe. Und ähm (.) Ich habe das Gefühl, ich bin ein offenes Buch, meine Frau liest in mir.	fremd-orientiert, außen-fokussiert Äquivalenzmodus

Tab. 5: Transkriptauszug

Aufgrund dieser Beobachtungen könnte in Bezug auf das Paar B. die vage Hypothese abgeleitet werden, dass es sein könnte, dass die symbiotische Beziehungsgestaltung des Paares zu einem Mangel an sexueller Attraktivität der Partner führen und dies die sexuellen Schwierigkeiten verursachen könnte. Als Ziel könnte abgeleitet werden, unter anderem mithilfe von selbst-orientierten Fragen, die Selbstständigkeit beider Partner zu fördern.

Halten wir fest: Mithilfe einer Transkriptanalyse bekommt der Berater einen ersten Eindruck davon, welche Mentalisierungsstrategien und -defizite in einer Paarbeziehung auftreten. Der Grad der Mentalisierungsfähigkeit kann dem Berater als diagnostisches Instrument dienen, anhand dessen sich Themen des Paares herauskristallisieren können. Das Aufdecken von Mentalisierungblockaden und -kompetenzen kann zur Hypothesenbildung des Therapeuten beitragen. In meiner Beratungspraxis hat sich gezeigt, dass Paarkonflikte sich dort häufen, wo Paare gegensätzliche Pole beim Mentalisieren besetzen. Mithilfe von auf bestimmte Mentalisierungsdimensionen fokussierende Fragen, können schwach ausgeprägte Mentalisierungspole gestärkt werden. Das wiederholte Erfassen der Mentalisierungsdimensionen bietet die Möglichkeit, Rückschlüsse auf den Verlauf einer Beratung zu ziehen. Um hier genauere Aussagen zu treffen, stehen diesbezüglich noch Forschungen aus.

4.3.3 Kommunikationstraining

Nur durch eine aktive Kommunikation, das wirkliche Bemühen, den anderen verstehen zu wollen, können neue Informationen in das Paarsystem fließen und Informationsdefizite, die das Mentalisieren hemmen (vgl. Kapitel 3.3), aufgedeckt werden. Miteinander zu reden beziehungsweise verbal wieder miteinander in Kontakt zu treten, ist ein zentraler Aspekt, um überhaupt mentalisieren und sich über Vorstellungen, Wünsche und Bedürfnisse austauschen zu können. Viele Paare, die eine Beratung aufsuchen, haben verlernt, im Alltag miteinander zu reden. Die Aussage »Wir haben uns nicht mehr viel zu sagen«, gegebenenfalls noch ergänzt mit dem Nachsatz »Ich weiß eh schon, wie meine Frau/mein Mann reagiert«, zeigt, dass Mentalisierungsprozesse in der Paarbeziehung stagnieren. Darauf zu achten und sensibel wahrzunehmen, wie ein Paar in der Beratung miteinander kommuniziert, kann sehr aufschlussreich sein und kann wiederum dem Paar gespiegelt werden. So wird das Paar seinerseits wieder sensibler für sein Kommunikationsverhalten. Zur Wiederherstellung, Erhaltung und Förderung expliziter Mentalisierungsprozesse kann in der Paarberatung im Besonderen auf Kommunikationstheoretische Modelle und Konzepte zurückgegriffen werden. Mittlerweile gibt es zahlreiche solche speziell für Paare ausgearbeitete Modelle; als Beispiele seien hier genannt: Ein partnerschaftliches Lernprogramm (EPL) (Thurmaier et al., 1995), KOMmunikationsKOMpetenz-Training (KOMKOM) (Engl & Thurmaier, 2003, 2005), Konstruktive Ehe und Kompetenz (KEK) (Engel & Thurmaier, 2001), »Zwiegespräch« (Moeller, 2010), Gewaltfreie Kommunikation (GFK) (Rosenberg, 2016).

Gesprächstrainings zielen darauf ab, sich klarer auszudrücken und besser zuhören zu können. Eine Grundlage dafür, dass Wünsche, Motive und Bedürfnisse vom Partner gehört werden und in das System fließen können. Der Informationsfluss wirkt Mentalisierungsdefiziten und daraus resultierenden Fehldeutungen und Missverständnissen entgegen. Von besonderer Bedeutung ist dabei das Einhalten von Kommunikationsregeln (vgl. Abb. 11). Diese werden in einer mentalisierungsunterstützenden Paarberatung möglichst bereits in der psychoedukativen

Einstiegsphase vorgestellt und eingeübt. Auf das Einhalten dieser Regeln wird im Laufe der Beratung immer wieder hingewiesen, um das Würdigen von Gefühlen und verschiedener Perspektiven in den Mentalisierungsprozessen zu gewährleisten.

Sprecherregeln 	Zuhörerregeln
• Ich-Gebrauch • Gefühlsmitteilungen • Bezug auf a) konkrete Situationen b) konkretes Verhalten • Sich öffnen • Worte wie »man«, »immer«, »nie«, »damals« sowie Vorwürfe vermeiden	• Aufnehmendes Zuhören (Blickkontakt, »mh«, »aha«, nicken) • Zusammenfassungen (z.B. »habe ich das so richtig verstanden, dass…«) • Offene Fragen (z.B. nach Wünschen, Gefühlen,…) • Positive Rückmeldungen • Eigene Gefühle rückmelden (z.B. »wenn ich das höre freue/ärgere ich mich/ bin ich überrascht«)

Abb. 11: Kommunikationsregeln[2]

4.3.4 Copingstrategien aneignen

Im vorherigen Abschnitt konnte gezeigt werden, dass Stress einen starken Einfluss auf die Mentalisierungskompetenzen hat. Das Thema »Umgang mit Stress« ist daher wesentlich in einer mentalisierungsunterstützenden Paarberatung. Neben dem Herausarbeiten individueller Copingstrategien, das heißt Strategien jedes Einzelnen, Stress zu bewältigen, geht es in der Paarberatung um das Entwickeln dyadischer Copingstrategien, das heißt um Strategien partnerschaftlicher Stressbewältigung (vgl. Bodenmann, 2006). Hierzu kann in der Paarberatung beispielsweise auf das »Paarlife-Training« von Bodenmann (2006, 2012) zurückgegriffen werden. Bodenmann unterscheidet drei dyadische Coping-Strategien: Paare können sich in Stresssituationen wechselseitig unterstützen (supportives dyadisches Coping), Stress gemeinsam bewältigen (gemeinsames dyadisches Coping) oder Stress in Zeiten der Überlastung aneinander delegieren (delegiertes dyadisches Coping).

2 In Anlehnung an das Institut für Forschung und Ausbildung in Kommunikationstherapie e.V. München.

Dyadisches Coping hat sich in mehreren Studien als einer der wichtigsten Prädiktoren für die Partnerschaftsqualität, den Verlauf der Partnerschaft und die Partnerschaftsstabilität erwiesen (vgl. Bodenmann & Perrez, 1991, Bodenmann, 1996). Dies wird mit Blick auf das Mentalisieren verständlich. Wie in den Kapiteln 3.1 und 3.2 näher beschrieben, aktiviert Stress das Bindungssystem und deaktiviert die Exploration im Allgemeinen und das Mentalisieren im Besonderen (entsprechend verhält es sich, wenn das Kind sich der Mutter zuwendet, bei ihr eine Stressregulation erfahren kann und dann die Exploration wieder aufnehmen kann). Dyadisches Coping lässt sich hierzu analog betrachten: Weil sich die Partner gegenseitig bei der Stressbewältigung und Stressregulation helfen, kann das explorierende Mentalisieren in der Partnerschaft aktiv sein.

4.3.5 »Stop and Stand« und »Stop and Rewind«

In Situationen hoher affektiver Erregung oder beim Zusammenbruch der Mentalisierung wird in der Mentalisierungsbasierten Therapie (MBT) auf eine fiktive »Stop-Taste« gedrückt. »Hierdurch wird dem Patienten und dem Psychotherapeuten Zeit gegeben, zu dem (Zeit-)Punkt in der Therapiestunde zurückzugehen, an dem die Mentalisierungsfähigkeit noch stabiler war oder strukturelle Rahmenbedingungen noch gemeinsam akzeptiert und präsent waren« (Brockmann & Kirsch, 2015, S. 20). Vom »Stop and Stand« – dem Rückgang zu einem Punkt im Gespräch, an dem noch mentalisiert wurde, kann schließlich ein erneutes langsames Durchschreiten des Narrativen, »Stop and Rewind«, erfolgen (vgl. Euler, 2014, S. 7).

Durch folgende Aussagen des Beraters können beispielsweise automatisiert Muster in der Beratung mit Paaren unterbrochen und in kleinen Schritten in die Mentalisierung zurückgeführt werden:

- »Kennen Sie das von zu Hause auch so? Ich frage mich gerade, wie Sie das gemacht haben und wann und wie genau Sie gerade hier in diese Streitdynamik gekommen sind.«

Das Stoppen ist in der Paarberatung dann besonders zentral, wenn schnell ablaufende paardynamische Streitmuster mit hoher Interaktionsdichte und aggressiven Reaktionen ablaufen. In solchen Fällen muss der Berater häufig sehr deutlich ein Stop markieren, um überhaupt Gehör zu finden. Das Stoppen kann hier zusätzlich durch eine stoppende Handgeste markiert werden.

> Schon in der ersten Beratungssitzung gerät das Paar O. in einen heftigen Streit, in dem es die Eltern des anderen Partners anklagt und seine Herkunftsfamilien verteidigt. Beide Partner schaukeln sich in ihren Abwertungen der jeweiligen Schwiegerfamilie gegenseitig hoch. Das Paar ist dabei so sehr in seinen Streit vertieft, dass es mich gar nicht mehr wahrzunehmen scheint. Auf meine Äußerung, die Diskussion über die Eltern an dieser Stelle bitte zu stoppen, wird nicht reagiert. Ich wiederhole diese Ansage mit Nachdruck und einem vorausgehenden deutlichen Räuspern, doch auch das wird ignoriert. Erst als ich mit ausgestrecktem Arm mit der Hand zwischen beide fahre, stocken sie und blicken mich an.

Insbesondere für den Fall, dass in der Paarberatung solche oder ähnliche Streitautomatismen ablaufen, ist es wichtig, in Phasen, in denen dem Paar seine Mentalisierungskapazitäten zur Verfügung stehen, Stop-Regeln und Stop-Signale abzusprechen.

- ➢ »Wenn Sie in der Beratung in solche Streitmuster verfallen, wie soll ich mich dann verhalten?«
- ➢ »Was soll ich in solchen Situationen tun, um Sie daran zu erinnern, dass Sie aus ihren gewohnten Streitmustern aussteigen wollen?«

4.3.6 Challenging

»Challenging« ist eine weitere typische Interventionstechnik der Mentalisierungsbasierten Therapie (MBT), auf die in der Paarberatung zurückgegriffen werden kann. Zum »Challenging« zählen spielerische, humorvolle oder auch konventionelle Interventionen, die irritieren und dadurch Vorstellungen und Überzeugungen der Klienten infrage stellen sollen. »Ziel ist ein Überraschungsmoment, das den Patienten im Als-Ob- oder Äquivalenzmodus so stark irritiert, dass er ins Mentalisieren zurückfindet« (Euler, 2014, S. 8). In der systemischen Beratung kommt dies dem Begriff der Verstörung nahe (vgl. Schlippe & Schweitzer, 2012, S. 208f.). Anbei ein Beispiel aus einer Paarberatung:

> Herr und Frau V. berichten in der Beratung, dass sie sich auf der Arbeit ineinander verliebt hätten. Auf meine Frage an den Mann, warum er sich damals gerade in seine Frau verliebt hätte, antwortet Herr V., dass er die langen blonden Haare seiner Frau sehr attraktiv fand. Schließlich wären sie mittags oft zusammen essen gegangen und dabei hätte ihn der Humor seiner Frau oft zum Lachen gebracht. Auf die Gegenfrage an Frau V., warum sie sich auf der Arbeitsstelle denn gerade in ihren Mann verliebt habe, sagt sie, dass es die gleichen Dinge gewesen seien, die auch schon ihr Mann genannt habe (Äquivalenzmodus). Als Beraterin frage ich zurück, ob es also auch die langen blonden Haare gewesen seien, die sie anziehend an ihm gefunden habe. Frau V. ist irritiert, lässt die Vorstellung fallen, dass sie und ihr Mann sich als identisch erlebt haben und führt nun Eigenschaften ihres Mannes auf, die ihn für sie attraktiv gemacht haben.

Für ein effektives irritierendes Infragestellen (»Challenging«) ist zu beachten, dass die subjektiven inneren Zustände und Aussagen der Klienten zunächst ernsthaft erforscht und gewürdigt werden sollten.

4.3.7 Mentalisieren der Paarbeziehung

In der Beratung und Therapie von Paaren geht es neben dem jeweiligen Eruieren des subjektiven eigenen Erlebens und jenes des anderen auch um das Ermitteln des gemeinsamen Erlebens als Paar. Dem Mentalisieren der eigenen Wünsche und Bedürfnisse und jener des anderen kommt in der Paarbeziehung eine entscheidende weitere, intersubjektive Ebene hinzu, in der dem Paar seine Paarbeziehung als etwas Drittes und gemeinsam Ko-Konstruiertes bewusst wird (vgl. Kapitel 3.7). Macht sich das Paar durch Mentalisierungen seine gemeinsame »theory of love« (Kachler, 2015) bewusst, kann es wie im Folgenden zu Veränderungsprozessen kommen.

> Herr und Frau F. kommen in die Beratung, weil sie das Gefühl haben, dass sie sich im Zuge ihrer Elternschaft mit vier Kindern auseinander-

> gelebt haben. Beide zweifeln ihre Beziehung an. Eine einvernehmliche Trennung steht im Raum. Derzeit ist dies der einzige Lösungsweg, der dem Paar gedanklich zur Verfügung steht. In der Beratung nimmt das Thema »Kinder« einen großen Raum ein. Nach einer sorgenreichen Zeit mit der Tochter, die nach mehreren Anläufen ihre Ausbildung als Sozialhelferin hat beenden können, kreisen die Gespräche in der Beratung vor allem um den jüngsten Sohn, der Schulängste entwickelt hat und seine inneren Spannungen und Aggressionen bei den Eltern ausagiert. Das Paar definiert seine Beziehung als Elternsein. Als verbindendes gemeinsames Drittes werden ausschließlich die Kinder in Augenschein genommen. Herr und Frau F. beschreiben ihre Beziehung als »Zirkusdompteur«, der versucht, sich um die Kinder zu kümmern, die diesem »auf der Nase rumtanzen«. Eine entscheidende Wende in der Beratung geschieht an der Stelle, an der der Therapeut den Zirkusdompteur in dem würdigt, was er alles im Alltag leistet. Die Aussage »So haben wir das noch nie gesehen« zeigt die Irritation, die durch diese wertschätzende Perspektive auf ihre Beziehung ausgelöst wird. Die Wertschätzung kann das Paar im Laufe der Beratung für sich annehmen. Nach und nach würdigen die Partner selber ihre Alltagsbelastungen und schaffen es, sich durch die Einstellung eines Kindermädchens mehr Entlastung zu verschaffen, um mehr Zeit als Paar verbringen zu können. Herr und Frau F. verstehen ihre Beziehung zunehmend nicht mehr als Mutter- und Vatersein, sondern entdecken sich auf der Paarebene als Mann und Frau wieder.

Über Mentalisierungsprozesse kann die Beziehung als gemeinsames Drittes bewusst werden, Gestalt annehmen und gestaltet werden. Folgende Fragen können in der Paarberatung hilfreich sein, um sich in die Beziehung als gemeinsames Drittes einzufühlen:

> Stellen Sie sich vor, ihre Beziehung sitzt hier. Gucken Sie mal in den Kopf ihrer Beziehung hinein. Was denken Sie,
>
> - wie sieht die gemeinsame Beziehung genau aus (Körpergröße, Alter, Geschlecht, Name, Kleidungsstyl, Lieblingsspeise, Lieblingsbeschäftigung, unliebsame Tätigkeiten, [Über-]Lebensmotto …)
> - was denkt die Beziehung, was genau ihre Aufgabe ist?

- wie fühlt sich die Beziehung bei ihrer Tätigkeit?
- welche Wünsche und Bedürfnisse hat die Beziehung?

Diese Form des Sprechens über die Beziehung in Form einer dritten Person begünstigt, dass sich das intersubjektive Feld zwischen den Partnern in Form einer gemeinsamen Zugewandtheit verdichtet. Betrachten wir dazu das folgende Praxisbeispiel:

> Herr und Frau U. sind neun Jahre miteinander verheiratet und haben zwei Kinder im Alter von drei und sechs Jahren. Auf meine Frage, was sie denken, wie ihre Beziehung aussehen könnte, schildert Frau U. unmittelbar, dass das eine »alte tattrige Frau« sei, und Herr U. ergänzt: »mit Krückstock«. Beide sind sich einig, dass die ihre »guten Zeiten« hinter sich habe. Obwohl Herr und Frau U. in der Beratung meist unterschiedlicher Meinung sind und viel streiten, finden beide hier schnell eine Übereinstimmung in ihrer Beschreibung. Sie scherzen sogar gemeinsam, dass ihre Beziehung wahrscheinlich so aussehe, wie die alte Dame mit dem krummen Rücken aus ihrer Nachbarschaft, deren Höhepunkt am Tag der Gang um den Häuserblock sei. Auf meine Frage, wenn sie sich in ihre Beziehung hineinversetzen würden, was sie denken, was diese Frau bräuchte, bekomme ich lachend die Antwort: »einen Rollator«. Auf mein genaueres Nachfragen, was sie glauben, welche Wünsche die alte Frau haben könnte, beschreibt Frau U., dass die alte Frau immer dann aufleben würde, wenn sie »von »früher« erzählen könnte. Daraufhin frage ich das Paar, was ihre Beziehung denn wohl sagen würde, wie es »früher« war. Es folgt ein anregendes Gespräch darüber, wie sich Herr und Frau U. kennengelernt haben und dass sie früher immer gerne miteinander ausgegangen wären. Als besonders positive Erfahrung erinnern Herr und Frau U. sich daran, dass sie vor vier Jahren, als sie noch ohne Kinder gewesen seien, gemeinsam für zwei Tage ins Sauerland gefahren seien. Besonders das Gesicht von Frau U. erstrahlt, als sie schildert, wie sie in das Ferienzimmer gekommen sei und alle Alltagslasten und der Stress um die Kinderwunschbehandlung von ihr abgefallen seien. Anschließend entwickelt das Paar eine gemeinsame Idee, wie sie sich mehr Zeit ohne die Kinder nehmen

könnten. Durch konkretes Nachfragen wird dabei deutlich, welche Aktivitäten neben dem Urlaub beide früher als bereichernd erlebt haben (sich mit Freunden treffen, frühstücken oder ins Kino gehen). Ein Vorschlag, gemeinsam frühstücken zu gehen, wird dabei ganz konkret in Bezug auf seine Umsetzung betrachtet. Insgesamt nehme ich dabei als wesentlich wahr, dass Herr und Frau U. nicht nur mit mir, sondern auch miteinander gut in Kontakt sind. Sie suchen immer wieder Blickkontakt mit dem anderen und beziehen sich aufeinander. Zum Beratungsende fasse ich die erarbeiteten Handlungsmöglichkeiten nochmals zusammen und frage das Paar, was ihre alte Frau denn zu ihren Ideen sagen würde. »Die fände das gut« ist die Reaktion von Herrn U., und Frau U. ergänzt: »Ihr Alltag wäre nicht mehr so trist und sie würde sich nicht mehr so einsam fühlen.«

4.3.8 Alltagsszenen mentalisieren

In der Paarberatung kann das Mentalisieren konkret anhand von Alltagsszenen, fiktiven Szenen oder eines dritten Mediums, wie der Musik, vollzogen, nachvollzogen und geübt werden.

Das Mentalisieren von emotional bedeutsamen Alltagsszenen zielt unter anderem darauf ab, typische Muster innerhalb der Paarbeziehung erkennen und die Wirkung des eigenen Verhaltens von der dahinterstehenden Absicht unterscheiden zu können. Dabei geht es um die Erweiterung der Perspektive durch den anderen.

> »Die Wirkung der eigenen Handlung hängt eben auch davon ab, welches weitere Geschehen der Partner daraufhin erwartet oder befürchtet. Insofern hängt die Erwartung auch von der gemeinsamen Erfahrung ab; die Wirkung eigenen Verhaltens einzuschätzen erfordert u.a., sich die Erfahrung des anderen quasi aus dessen Perspektive zu vergegenwärtigen« (Cordes & Schultz-Venrath, 2015, S. 128).

Neben dem Mentalisieren eigener innerer Zustände und solcher des Partners kann es zur Veränderungsmotivation beitragen, wenn das Paar sich in die Innenwelt ihrer Kinder als »gemeinsames Drittes« hineinversetzt. Angestoßen werden kann dieser Prozess durch Fragen des Beraters:

Was glauben Sie,

- wie es Ihren Kindern dabei geht, wenn Sie so streiten?
- was ihre Kinder später sagen werden, was für eine Beziehung ihre Eltern geführt haben?

Was möchten Sie,

- was Ihre Kinder über die Beziehung ihrer Eltern später denken?

4.3.9 Fiktive Szenen mentalisieren

Das Mentalisieren kann nicht nur mittels realer Szenen aus dem Alltag des Paares oder Situationen innerhalb der Beratung, sondern auch über fiktive Szenen in den Blick genommen werden. Das Mentalisieren von Alltagsszenen benötigt im Gegensatz zu fiktiven Szenen eine höhere Stabilität des Paares. Deshalb kann es im Beratungsverlauf sinnvoll sein, das Mentalisieren ausgedachter Szenen/Bilder oder von Musik dem Mentalisieren konkreter Alltagsszenen vorzuziehen. Der Vorteil der Analyse einer fiktiven Szene ist, dass diese eine größere Distanz schafft, sodass aufgrund des emotionalen Abstands die Mentalisierungsfähigkeit des Paares weniger bedroht wird. In meiner Beratungspraxis dient dazu meist das folgende Beispiel:

> Frau B. hat als Überraschung für Herrn B. ein aufwendiges romantisches Abendessen vorbereitet. Herr B. kommt von der Arbeit nach Hause und erzählt, dass sein Kollege auf der Arbeit anlässlich seines Geburtstages schon ein reichhaltiges Buffet ausgegeben habe. Anstelle eines romantischen Abends entwickelt sich ein heftiger Streit zwischen beiden.

Weitaus anschaulicher ist es, fiktive Szenen nicht zu erzählen, sondern diese dem Paar als Bild zur Verfügung zu stellen. Hierzu eignen sich Bildkarten, Postkarten oder aber Bilder aus einem Werbeprospekt. Dabei geht es nicht darum, eine vermeintliche »Wahrheit« aus den dargestellten Szenen zu erschließen, sondern um eine Perspektivenerweiterung. Anhand von Bildkarten wird das Verstehen einer Szene erprobt.

In Anlehnung an Übungen aus der MBT-Kurzzeittherapie (vgl. Sachs & Felsberger, 2013, S. 340) können sich an die fiktiven Szenen die folgenden Fragen anschließen:

Was glauben Sie,

- ➢ was geht in dem Mann/der Frau vor?
- ➢ was denken die beiden?
- ➢ wie geht es den Personen gerade?
- ➢ wie erlebt er/sie die Szene?
- ➢ was denkt der Mann/die Frau über die Frau/den Mann?
- ➢ wie stehen sich die Personen gegenüber?
- ➢ mit welchem Gefühl (Scham, Neid, Ärger, Angst, Bewunderung, ...)?
- ➢ in welcher Beziehung stehen die Personen zueinander?
- ➢ woraus lässt sich das schließen (Körperhaltung, Gesichtsausdruck, Zugewandtheit)?

Die Fragen zielen dabei – wie die MBT im Allgemeinen – »nicht allein auf eine Distanzierung von eingefahrenen Denkschemata oder einen Perspektivwechsel ab, sondern auch auf nuanciertere und differenziertere Beziehungsrepräsentationen, auf eine Anreicherung der internen Arbeitsmodelle der Beziehungen mit immer mehr psychischen Inhalten« (ebd., S. 339).

Im nächsten Schritt können die Überlegungen gegebenenfalls auf das eigene Erleben in der Paarbeziehung übertragen werden:

Was glauben Sie,

- ➢ was Sie in dieser Situation fühlen würden?
- ➢ was für ein Bedürfnis hinter Ihrem Gefühl steckt?
- ➢ wie Sie daraus abgeleitet handeln würden?
- ➢ was Ihr Partner denken/fühlen würde?
- ➢ zu welcher Handlung die Situation Ihren Partner motivieren könnte?
- ➢ welche Bedürfnisse hinter dem Handeln Ihres Partners stecken könnten?

Als Variation kann eine Postkarte nicht beiden, sondern verdeckt nur einem Klienten gezeigt werden. Die Aufgabe, die damit verbunden ist, besteht darin, dem Partner diese Postkarte möglichst gut zu beschreiben, damit sich dieser die Karte vorstellen kann. Ein »Aha-Erlebnis« entsteht dann, wenn das Paar bemerkt, dass jede noch so detaillierte

Beschreibung nie eine deckungsgleiche Vorstellung beim anderen hervorrufen kann.

4.3.10 Musik und Mentalisieren

Eine besondere Chance, implizite Mentalisierungsprozesse auszuspüren und zu fördern, bietet das Medium Musik. Musik und Mentalisieren stehen in einem unmittelbaren Zusammenhang. Musik weist, wie das Mentalisieren, über eigene Strukturen hinaus auf andere Strukturen und Wirklichkeiten, »auf Möglichkeiten um uns und in uns selbst« (Lachenmann, 1996, S. 278). Musik nimmt sowohl Bezug zu inneren als auch zu äußeren Zuständen.

> »Musik erschließt [erstens] etwas an Wirklichkeiten und Möglichkeiten jener Seinsbereiche, denen wir selbst angehören; zweitens eine Präzisierung dessen: Musik *verweist* auf etwas jenseits ihrer selbst, genauer, auf etwas um sie herum, etwas, *dessen Bestandteil sie ist.* Musik nimmt Bezug« (Mahrenholz, 2000, S. 220f.; Hervorh. i. O.).

Musik beinhaltet eine besondere Tiefendimension, die nicht vollständig erfasst werden kann. Prozessuale Erfahrungen können über diese Tiefendimension ausgedrückt werden (vgl. Plitt, 2013). Schon im Säuglingsalter spielt die musikalische Tiefendimension bei der Bindung zwischen Mutter und Kind eine wesentliche Rolle. Betrachten wir diesen Aspekt genauer. Als grundlegend für die Entwicklung der Mentalisierungsfähigkeit sehen Fonagy und Target (2002, 2006) intersubjektive Affektspiegelungsprozesse. Dass in diesen intersubjektiven Abstimmungsprozessen die tonale Passung zwischen Mutter und Kind eine entscheidende Rolle spielt, zeigen Murray und Trevathen (1985) in Videoanalysen. Der Kontakt in der Mutter-Kind-Interaktion geht mit einer bestimmten Erwartungshaltung bezüglich musikalischer Parameter wie Tonhöhe, Geschwindigkeit, Intensität und rhythmischer Struktur einher. Eine gelungene Affektabstimmung zwischen Mutter und Kind ist demnach musikimmanent. Die Mutter bedient sich musikalischer Parameter, wenn sie dem Kind seine Affekte spiegelt. Diese musikimmanente Affektspiegelung ist entscheidend für die Entwicklung der Mentalisierungsfähigkeit, also jener Fähigkeit, sich selbst von außen und den anderen von innen betrachten zu können. Mentalisieren ist so von einem intersubjektiven musikalischen Wissensraum, einem »Musical Grounding«, durchdrungen (vgl. Plitt, 2017). Vor diesem Hintergrund spielen in Bezug auf die Paarberatung die Zwischentöne zwischen den Partnern sowie auch jene zwischen dem Paar und dem Berater in Bezug auf die Spiegelungs- und Mentalisierungsprozesse eine bedeutsame Rolle. So ist es im Sinne des Sprichworts »Der Ton macht die Musik« bedeutsam, wie die Partner auf musikalischer Ebene ihre Wünsche und Bedürfnisse in Interaktion eruieren und spiegeln und mit welchen musikalischen Parametern in Stimme, Gestik und Mimik der Berater diesen Prozess wiederum begleitet. Durch Sensibilisierung für musikalische Vorgänge in der Beratung können Spiegelungsprozesse aktiviert werden, die das Mentalisieren fördern. Die Beschreibung augenblicklicher mentaler Zustände unterstützt nach Munich (2016) die Mentalisierungsfähigkeit. »Identifiziert werden diese Zustände freilich in der Musik und im Fluss der Narration, in Ausdrucksnuancen und in den Mustern der Interaktion mit dem Therapeuten« (ebd., S. 221).

Der Einsatz von Musik in der Paarberatung bedarf eines besonderen Fingerspitzengefühls, eines eigenen Bezugs zur Musik und Kenntnissen über Musik seitens des Beraters und einer Abstraktionsfähigkeit und Affinität der Klienten zur Musik. Betrachten wir im Folgenden einige konkrete Beispiele wie Musik als mentalisierungsförderndes Medium in der Paarberatung angewandt werden kann.

Aktives Musizieren

Da Mentalisieren, Spiegeln und musikalisches Agieren unmittelbar zusammenhängen, birgt das aktive Musizieren eine große Chance in der Paarberatung. In der musiktherapeutischen Arbeit bietet hierzu das gemeinsame Musizieren in Form der Improvisation großes Potenzial. Über die gemeinschaftliche Improvisation steht den Partnern ein intersubjektives emotionales Erlebnis zur Verfügung, welches das Einfühlen in die Perspektive des Gegenübers herausfordert und intensiviert. Anders als im musiktherapeutischen Setting, in dem eine Vielzahl von Instrumenten zur Verfügung steht, fehlen in Paarberatungsstellen häufig adäquate Instrumente. Zum Aufbau einer Grundausstattung kann zunächst die Anschaffung von Djemben weiterhelfen. Die Hürde, auf Trommeln zu spielen, ist meist gering und das Trommelspiel bringt zudem viel Freude. Wenn Paare nicht explizit in eine Paarmusiktherapie gehen, sondern musiktherapeutische Elemente in die Beratung und Therapie für Paare einbezogen werden, hat es sich in meinem praktischen Tun bewährt, zunächst mit klar strukturierten musiktherapeutischen Spielen zu arbeiten. Beispielsweise kann ein Partner die Aufgabe bekommen, einen Rhythmus vorzugeben und der andere die Aufgabe diesen nachzuspielen. Das kann nacheinander oder auch gleichzeitig geschehen. Anschließend können die Rollen von Führen und Folgen getauscht werden. Bei dieser musiktherapeutischen Übung kristallisieren sich einerseits manifestierte Rollenmuster heraus und können andererseits neue Rollen erprobt und körpernah nachempfunden werden. Mögliche mentalisierungsfördernde Fragen lassen sich anschließen:

- Was denken Sie, welche Rolle Ihr Partner bevorzugt hat? Woran machen Sie das fest?
- Was macht das mit Ihnen, dass Sie das denken?
- Was glauben Sie, was das bei Ihrem Partner verändert, wenn Sie in Ihrer Beziehung den Rhythmus angeben/dem Rhythmus Ihres Partners folgen?

Musikalische Spiele sind zu Beginn der Paartherapie weniger mit Widerstand gekoppelt als die freie Improvisation. Das freie Improvisieren kann an späterer Stelle der Therapie, wenn dem Paar das musikalische miteinander Agieren vertrauter ist, die Erfahrungstiefe erweitern. Weitere musiktherapeutische Spiele für Paare werden bei Plitt (2019) näher beschrieben.

Aktives Musikhören

Das Reflektieren über eine gemeinsam rezipierte Musik regt Mentalisierungsprozesse an. Die Wahrnehmung auf das individuelle Erleben der Musik zu lenken, sich dieses zu vergegenwärtigen, dem anderen mitzuteilen und mit seinem Erleben abzugleichen, ist wesentlich und entscheidend für die Bildung primärer und sekundärer Repräsentanzen. »Können wir unser Gegenüber als zugleich auf uns bezogen und von uns eigenständig wahrnehmen, dann können wir Interaktionen mit anderen zum Aufbau stabiler innerer Repräsentanzen nutzen (Objektrepräsentanz)« (Bolm, 2015, S. 47). Die Fähigkeit zur Subjekt-Objekt-Differenzierung erlaubt es, dem anderen eigene Erlebensweisen der Musik zuzugestehen und die Beziehung aufrechterhalten zu können, auch ohne dass die eigene Wahrnehmung verleugnet werden muss. Das Paar kann die Erfahrung machen, dass die unterschiedlichen Perspektiven auf das gemeinsam erlebte Musikereignis ihre Berechtigung finden.

Einigen Klienten gebe ich die Aufgabe, für die nächste Stunde ein Musikstück für den Partner mitzubringen. Die Auswahl eines Musikstückes für den Partner ist immer eine Mentalisierungsleistung, weil überlegt werden muss, welche gewünschte Reaktion welches Musikstück beim Partner auslösen könnte. Gefragt werden kann diesbezüglich:

An den gerichtet, der das Musikstück ausgewählt hat:

- Aus welchen Motiven/Beweggründen haben Sie genau dieses Musikstück für Ihren Partner ausgewählt? Welche Reaktion erhoffen Sie sich bei Ihrem Partner?
- Was glauben Sie, was Ihrem Partner beim Hören des Musikstücks durch den Kopf geht?
- An welcher Textstelle könnte Ihr Partner zustimmen und an welcher könnte er sich weniger angesprochen fühlen?

An den Zuhörer gerichtet:

- Was denken Sie, warum Ihr Partner genau dieses Musikstück/Lied für Sie auswählt?
- Welche Gefühle, Gedanken, Impulse über Ihre Beziehung gehen Ihnen durch den Kopf, wenn Sie das Musikstück, dass Ihr Partner für Sie ausgewählt hat, hören?

> Herr N. bringt für seine Frau das Musikstück mit, auf dem beide zum ersten Mal miteinander getanzt haben. Als Frau N. das Lied hört hat sie Tränen in den Augen, ist sichtlich gerührt und kommentiert dies mit den Worten »Das Lied war auch auf der Kassette, die du damals für mich aufgenommen hast.«

Musik ist »Erinnerungsträger« und »Emotionsträger« (vgl. Hartogh & Wickel, 2015). Mit Hilfe von Musik können Gefühle, beispielsweise aus der Phase des Verliebtseins, vergegenwärtigt werden. Dadurch können Ressourcen aktiviert werden und es kann an eine Stelle in der Paargeschichte zurückgespult werden, an der aufgrund der strukturellen Rahmenbedingungen andere Mentalisierungskompetenzen zur Verfügung standen.

Neben von den Klienten selbst mitgebrachten oder präferierten Musikstücken lassen sich in der Paarberatung zur Unterstützung von impliziten Mentalisierungsprozessen instrumentale Duos einsetzen. Hier kann dem Verhältnis der beiden Stimmen zueinander nachgespürt werden. Bei der Auswahl der Musikstücke ist im Hinblick auf den Zusammenhang zwischen emotionaler Erregung und verringerter Mentalisierungsfähigkeit darauf zu achten, Musikstücke zu wählen, die beruhigend, spannungsarm und klar strukturiert sind. So können beispielsweise die folgenden Stücke eingesetzt werden: Gaspar Sanz: Espagnoleta (zwei gleichberechtigte Stimmen), Jan Johansson: Bandura (Haupt- und Nebenstimme, wobei die zweite Stimme leise die erste immitiert), Steve Dobrogosz: Resting Place Nr. 13 (Hauptstimme und autonome und unterstützende Nebenstimme).[3] Die genannten Stücke haben eine Länge zwischen ca. zwei und vier Minuten. Das Hören mehrstimmiger Musik ist für viele Klienten fremd. Für den Einstieg kann zunächst eine Höraufgabe darin bestehen, sich auf eins der beiden Instrumente zu konzentrieren und diesem zu folgen. Bei einem zweiten Durchgang kann die Aufmerksamkeit dann auf das andere Instrument gelenkt werden. Erst in den nächsten Schritten wird versucht, auf die Kommunikation beider Instrumente zu achten oder sich in ein Instrument emotional hineinzuversetzen. Impulsfragen nach dem Hören des Musikstücks können beispielsweise sein:

- In welchem Verhältnis stehen die Instrumente zueinander?
- Welche Instrumentenstimme würden Sie gerne spielen?
- Was glauben Sie, welches der beiden Instrumente in dem Stück Ihr Partner gerne spielen würde und warum?
- Welchen Instrumentenpart übernehmen Sie in Ihrer Beziehung? In welchen Situationen konkret?
- Wenn Sie ein Musikstück über Ihre Beziehung komponieren würden, wie würde das klingen?

Das Hören eines rein instrumentalen Musikstückes lässt viel Raum zum Assoziieren. Dabei ist zu beachten, dass beim freien Assoziieren – so wie

3 Bevor ich die jeweilige Musik abspiele hole ich mir in jeder Stunde erneut die Einverständniserklärung des Paares. Dies ist unter anderem deshalb von Bedeutung, da bestimmte Musikstücke mit starken Assoziationen verknüpft sein können, von denen der Berater im Vorhinein nichts wissen kann.

beim langen Schweigen – die Gefahr bestehen kann, im Als-Ob-Modus zu verhaften und den Bezug zur Realität zu verlieren, »weil es nicht nur die Angst verstärken kann, sondern auch zu exzessivem Phantasieren anregt« (Allen et al., 2011 S. 257). Die Verankerung zur Realität kann dadurch gelingen, dass während oder nach einer Musik ein Bild von der gemeinsamen Beziehung oder dem Beziehungsgarten gemalt wird. Um die ko-konstruktiven Prozesse einer Beziehung in den Fokus zu nehmen, kann das Paar die Beziehung, oder den Beziehungsgarten, auf einem gemeinsamen Blatt Papier zusammen gestalten. Bei der Betrachtung des Bildes bieten sich wiederum mentalisierungsunterstützende Fragen an.

Passives Musikhören

Bei der folgenden Übung werden insbesondere Spiegelungsprozesse- und implizite Mentalisierungsprozesse aktiviert. Die Partner bekommen die Aufgabe, sich einander gegenüber zu setzen und sich während eines drei- bis vierminütigen Musikstückes anzuschauen ohne dabei zu sprechen. Es hat sich bewährt, dafür auf das Paar abgestimmte, für Saxofon-Duette gecoverte Musik zu wählen. Diese Übung schafft einen sehr intimen Raum zwischen dem Paar. Es ist nur bedingt sinnvoll, nach dieser Übung auf die verbale Ebene zu wechseln und die Übung nochmal zu reflektieren. Mentalisierungsfokussierende Fragen können das häufig sehr intensive gemeinsame Erlebnis wieder abschwächen.

Liedtexte

Mit Hilfe von Musikstücken mit Liedtexten können explizite Mentalisierungsprozesse fokussiert werden. Liedtexte geben mehr Halt und Sicherheit als rein instrumentale Stücke, weil man sich ausdrücklich auf einen konkret rezitierbaren Text beziehen kann. Beim Paar können zum einen emotionale Reaktionen hinterfragt werden, die durch die Musik an sich ausgelöst werden, und zum anderen kann konkret gefragt werden, welche Textstelle den Partner besonders irritiert/verunsichert hat oder bei ihm auf Zustimmung gestoßen sein könnte und welche Überzeugungen, Gefühle oder Wünsche dahinterstecken könnten.

Greifen wir als ein Beispiel das Lied *Wolke 4* von Philipp Dittberner heraus, indem besungen wird, dass eine Liebesbeziehung auf »Wolke 4« gut funktionieren kann. Bei diesem Lied bietet es sich an, zunächst das emotionale Erleben, welches beim Hören ausgelöst wird, beschreiben zu lassen. Zusätzlich kann eine Wolkenzahl (eins bis sieben), auf der die Klienten ihre Partnerschaft sehen, benannt werden (vgl. dazu auch die Transkripte in Kapitel 4.3.2). Dazu können die Paare ihre eigene Einschätzung der Beziehung zunächst verdeckt auf einen Zettel schreiben. Auf das Mentalisieren zielt schließlich die Frage ab, was das Lied beim Gegenüber ausgelöst haben könnte und welche Einschätzung der Partner wohl in Bezug auf die Beziehung gegeben haben könnte. Hierbei ist von entscheidender Bedeutung, zu hinterfragen, was *genau* dazu führt, dass gedacht wird, dass der Partner die Beziehung so sieht. Konkret können sich die folgenden Fragen anschließen:

- An welchen konkreten Situationen, an welchem Verhalten genau machen Sie fest, dass der Partner die Musik so erlebt haben könnte/die Beziehung auf dieser Wolkenzahl eingeschätzt haben könnte?

Um die dynamische und flexible Seite des Mentalisierens anzuregen und die Perspektivenvielfalt zu erweitern, kann zudem spielerisch in den Als-Ob-Modus geführt werden. So kann beim »Spiel mit der Realität« die folgende systemische Frage gestellt werden:

- Was glauben Sie, was müsste passieren, damit sich die Wolkenzahl im Kopf Ihres Partners um eine Stufe verschlechtert/verbessert?

Um die Mentalisierungsfähigkeit nicht zu blockieren, ist es wichtig, dass die Fragen nicht zu kompliziert gestellt werden. Ist die vorangegangene Frage zu komplex, so kann auch gefragt werden:

- Woran würden Sie merken, dass sich die Wolkenzahl in Ihrer Beziehung verändert hat?

Aus dem folgenden Fragenkatalog lassen sich für die Arbeit mit dem Lied *Wolke 4* weitere mentalisierungsaktivierende Fragen auswählen:

Fremdorienierung

- Welche Textstelle könnte Ihren Partner besonders irritiert/verunsichert haben/bei ihm besonders auf Zustimmung gestoßen sein?

- Was denken Sie, auf welcher Wolkenzahl hat Ihr Partner die Beziehung eingeschätzt?
- Was meinen Sie warum könnte er/sie das sagen?
- Was könnte es noch für andere Beweggründe geben, als die, die Sie gerade gesagt haben?

Selbstorientierung

- Was denken Sie, was Ihr Partner glaubt, welche Textstelle Sie besonders irritiert/verunsichert hat/bei Ihnen besonders auf Zustimmung gestoßen sein könnte?
- Woran machen Sie fest, dass Ihr Partner die Beziehung auf der von Ihnen geglaubten Wolkenzahl einschätzt?

Möglichkeitsraum eröffnend

Angenommen, Ihr Partner hätte die Wolkenzahl höher/tiefer eingeschätzt,

- was hätte ihn dazu bewegen können?
- wie wäre das für Sie gewesen?/Wie hätten Sie darauf reagiert?
- was glauben Sie, was müsste passieren, damit sich die Wolkenzahl im Kopf Ihres Partners um eine Stufe verschlechtert/verbessert?

Handlungsspielraum eröffnend

Angenommen, Ihre Beziehung hätte sich um die Empfindung einer Wolkenzahl positiv nach oben hin verändert,

- woran würden Sie das merken/spüren?
- was hätte sich für Sie verändert?
- was hätte sich für Ihren Partner verändert? Woran würde Ihr Partner das spüren?
- was hätten Sie getan, damit sich die Wolkenzahl um eine Stufe nach oben/unten verändert?

In der Beratungspraxis konnte ich beobachten, dass das Lied *Wolke 4* das Mentalisieren dann erschweren kann, wenn durch den Songtext das Bindungssystem stark aktiviert wird. Die Paare sind dann innerlich vermehrt damit beschäftigt, welche Wolkenzahl der andere der Beziehung gegeben haben könnte. Diese in einer Zahl verankerte Bewertung ist bei einigen Paaren mit Angst und Unsicherheit verbunden und steht damit einer dynamischen Mentalisierung entgegen. Anders verhält es sich bei dem Lied *Alles nur in meinem Kopf* von Andreas Bourani. Im Text wird das Mentalisieren metaphorisch beschrieben. Das Lied eignet sich dazu, mentalisierungsfokussierte Fragen zu stellen und zu hinterfragen, inwiefern die inneren Vorstellungen und Gedanken des Partners »alle nur im Kopf« stattfinden und »wir alle […] aus Fantasie« bestehen.

Musik zur Stressreduktion

Ein weiterer wichtiger Aspekt in Bezug auf den Einsatz von Musik in einer mentalisierungsfokussierenden Beratung ist, dass Musik als stressreduzierendes Element eingesetzt werden kann, um die Voraussetzungen dafür zu schaffen, dass Klienten auf ihre reifen Mentalisierungskompetenzen zurückgreifen können.

> Herr S. wirkt in der ersten Sitzung sehr erschöpft. Auch in den folgenden Sitzungen wirkt er müde und teilweise unkonzentriert. Schon einfache mentalisierungsfokussierte Fragen scheinen ihn zu überfordern und seine Standardantwort lautet: »Weiß ich nicht«. Ich erfahre, dass Herr S. sehr gehetzt und abgeschlagen in die Beratung kommt, da er nach Arbeitsende immer unmittelbar zur Beratungsstelle fährt. Herr S. schildert, dass er schon um 5.30 Uhr morgens mit seiner Tätigkeit beginne und diese ihn mit zunehmendem Alter immer mehr belaste. Vor dem Hintergrund, dass Stress- und Belastungssituationen das Bindungssystem aktivieren und die Mentalisierungsfähigkeit einschränken,[4] scheint mir eine Beratung unmittelbar im Anschluss an seine Berufstätigkeit erschwert. Da sich eine andere Lösung organisatorisch schwierig gestaltet, schlage ich vor, die Beratung jedes Mal mit dem Hören eines Musikstückes zu beginnen. Dabei leitet mich folgende Hypothese: Es könnte sein, dass je mehr Zeit und Ruhe Frau S. und im Speziellen Herr S. haben, um in der Beratungssituation anzukommen, sie sich umso besser auf den Beratungsprozess sowie das Erforschen eigener und fremder innerer Zustände einlassen können.

4 Vgl. dazu das stressabhängige Schaltmodell der Mentalisierung (Luyten et al., 2011, 2015).

Als Musik wähle ich vor allem ruhige klassische Musik aus der Sammlung *Das wohltemperierte Klavier* von Johann Sebastian Bach und dem Zyklus *Kinderszenen* von Robert Schumann aus.[5]

Das Hören von Musik wird zu einem festen Ritual zum Stundenbeginn und verhilft als sicherer affektiver Rahmen zum »Ankommen« in der Beratungsstunde. Insbesondere bei Herrn S. trägt die veränderungsfördernde Wirkung von Musik zu einer sichtlichen Stressreduktion bei. Herr S. lehnt sich während der Musik zurück und seine Gesichtszüge werden weicher. Ferner wirkt er nach dem Hören der Musik wesentlich gesammelter und präsenter. Auf meine Fragen kann er klarer und differenzierter antworten. Ich kann beobachten, dass das Paar durch das Hören der Musik auf reifere Mentalisierungskompetenzen zurückgreifen kann. So ist es Herrn und Frau S. nach dem Hören der Musik möglich, schneller und fokussierter zu formulieren, was sie in der Beratungssitzung erreichen möchten. Über die Rückmeldung des Paares kann ich erfahren, dass beide dieses feste Ritual als bedeutsam erleben und es sie rührt, dass ich jedes Mal neu für sie ein möglichst passendes Musikstück auswähle. Sie scheinen sich dabei gut durch mich mentalisiert zu fühlen.[6]

4.4 Mentalisierungsunterstützende Fragen und Formulierungen

Im Laufe meiner Beratungspraxis hat sich der folgende Fragebogen für mentalisierungsunterstützende Interventionen entwickelt. Einige dieser Fragen wurden bereits bei den oben beschriebenen Interventionen skizziert. Die ersten Impulse zu dem Fragebogen stammen aus Beispielen zu Interventionen zur Verbesserung der Mentalisierungsfähigkeit in der Psychotherapie von Wöller und Kollegen (2015, S. 344f.). Der Fragebogen wurde hier speziell für die Arbeit mit Paaren weiterentwickelt. Profitiert hat der Fragen-

5 In zwei anderen Stunden habe ich demgegenüber die Lieder *Wolke 4* von Philipp Dittberner und *Leichtes Gepäck* von Silbermond mitgebracht, da diese thematisch an die jeweils vorherige Stunde angeknüpft haben.

6 Eine Voraussetzung dafür, dass für die Beratung relevantes epistemisches Vertrauen aufgebaut werden kann.

katalog dabei von Rückmeldungen der befragten Paare. Die Fragen sind zunächst im Laufe meiner Arbeit mit dem Lied *Wolke 4* entstanden, wurden dann weiter differenziert und ergänzt und schließlich für andere Interventionen erweitert. Zudem sind Zwischenkommentare hinzugefügt worden. Es hat sich beispielsweise gezeigt, dass Äußerungen wie »Lassen Sie uns mal in den Kopf des anderen hineingucken« das Verständnis für die Fragen erleichtern und die innere Vorstellung anregen. Keineswegs ist der so entstandene Interviewleitfaden so gedacht, dass den Klienten alle Fragen gestellt werden sollen. Vielmehr geht es darum, dass dem Berater ein Fundus von Fragen zur Verfügung steht, aus dem er der Situation entsprechend auswählen und ein dynamisches Mentalisieren unterstützen kann. Im Fragebogen oszillieren die Fragen zwischen solchen nach den Zuständen des Partners und den eigenen Zuständen. Zudem unterteilt sich der Fragebogen in Fragen der ersten Ordnung und der zweiten Ordnung des Mentalisierens. Bei Fragen der zweiten Ordnung wird über das Denken wiederum nachgedacht. Einigen Klienten fällt es schwer, zirkulären Fragen zu folgen. Zu komplizierte Fragen können bei den Klienten zu einem erhöhten Stressniveau und einer Einschränkung der Mentalisierungsfähigkeit führen. Um das Mentalisieren zu unterstützen, ist es in diesen Fällen besonders wichtig, zunächst das Spannungsniveau auszutarieren sowie möglichst nicht zu komplexe, sondern einfache und präzise Fragen zu stellen. Fragen der zweiten Ordnung des Mentalisierens bieten sich in diesem Fall nur bedingt an.

Fragenkatlog für mentalisierungsunterstützende Interventionen in der Paarberatung[7]

Impuls Musik/Lied/Bild/Szene
Aufgabe Den Impuls zunächst in Ruhe und möglichst wertfrei auf sich wirken lassen

Einstiegsfrage

➢ Wenn wir Gedankenblasen über den Kopf Ihres Partners, über Ihren Kopf und über den Kopf Ihrer Beziehung malen würden – was könnten wir da reinschreiben?

7 Entworfen in Anlehnung an Wöller (2015, S. 344f.) und für die praktische Beratung und Therapie mit Paaren weiterentwickelt.

Antizipation
Lassen Sie uns zunächst in den Kopf des Partners hineingucken.

- Was denken Sie, was Ihrem Partner in Bezug auf Ihre Beziehung zu diesem Lied/Bild/dieser Szene durch den Kopf geht?
- Was könnte Ihren Partner besonders irritiert/verunsichert haben/bei ihm besonders auf Zustimmung gestoßen sein?
- Welche Überzeugungen/Gefühle/Wünsche könnten bei Ihrem Partner dahinterstecken?
- Woran machen Sie das fest?

Antizipation der Reaktion

- Was glauben Sie, wie wird Ihr Partner auf Ihre Reaktionen/Ihre Antwort/Ihre Meinung reagieren?
- Was könnte ihn erstaunt haben von dem, was Sie in seinem Kopf sehen?

Selbstwahrnehmung eigener mentaler Zustände
Nun gucken Sie doch mal in Ihren eigenen Kopf.

- Was löst das in Ihnen aus, was Ihr Partner denken könnte?
- Warum denken Sie das, was Sie über Ihren Partner denken?
- Woran machen Sie das fest, was Sie über Ihren Partner gesagt haben?
- Auf einer Skala von 1 bis 10 – wie sicher sind Sie, dass das, was Sie darüber denken, stimmt?
- Was könnte Einbildung sein, von dem, was Sie da im Kopf Ihres Partners sehen?
- Was glauben Sie, warum das so ist?

Antizipation der Reaktion der Beziehung
Gucken wir nun mal in den Kopf Ihrer Beziehung.

- Was glauben Sie, wie würde es Ihrer Beziehung in Bezug auf Ihre Reaktionen/Ihre Antwort/Ihre Meinung gehen? Wie würde sie sich damit fühlen?
- Wenn Ihre Beziehung etwas zu Ihnen sagen könnte, was würde das jetzt sein?

- Welche Werte/Wünsche könnten bei der Beziehung dahinterstecken?

Antizipation zweiter Ordnung

Lassen Sie uns nun nochmal in den Kopf Ihres Partners hineingucken, und zwar an die Stelle, an der er über Sie nachdenkt.

- Was denken Sie, was Ihr Partner denkt, was Ihnen in Bezug auf ihre Beziehung zu diesem Lied/Bild/dieser Szene durch den Kopf geht?
- Was könnte Ihr Partner glauben, was Sie besonders irritiert/verunsichert hat/bei Ihnen besonders auf Zustimmung gestoßen ist?
- Welche Überzeugungen/Gefühle/Wünsche könnte Ihr Partner bei Ihnen dahinter vermuten?

Antizipation der Reaktion zweiter Ordnung

- Was glauben Sie, wie wird Ihr Partner auf Ihre Reaktionen/Ihre Antwort/Ihre Meinung reagieren?
- Was könnte ihn erstaunt haben von dem, was er sagt, was bei Ihnen über ihn im Kopf herumgeht?

Selbstwahrnehmung eigener mentaler Zustände

Nun gucken Sie doch mal in Ihren eigenen Kopf.

- Was löst das in Ihnen aus, was Sie denken, was Ihr Partner über Sie denkt?
- Warum denken Sie, dass Ihr Partner das über Sie denkt?
- Woran machen Sie das fest, dass Ihr Partner das über Sie denken könnte?
- Auf einer Skala von 1 bis 10 – wie sicher sind Sie, dass das, was Sie glauben, was Ihr Partner über Sie denkt, stimmt?
- Was könnte von dem, was Sie da im Kopf Ihres Partners über Sie selbst sehen, Einbildung sein?
- Was glauben Sie, warum das so ist?

Als-Ob-Modus (Spiel mit der Realität?)

Gehen wir nun ein letztes Mal in den Kopf Ihres Partners.

- Was glauben Sie, was müsste passieren, damit Ihr Partner etwas anderes in Bezug auf das Lied/Bild/die Szene denkt?
- Nehmen wir mal an, Ihr Partner hätte gerade etwas anderes gesagt, was könnte ihn dazu bewogen haben?
- Was würde sich für Ihren Partner verändern, wenn Sie etwas anderes denken?/Woran würde Ihr Partner das wohl spüren?

Gehen wir abschließend noch einmal in den Kopf Ihrer Beziehung.

- Was glauben Sie, was müsste passieren, damit es Ihrer Beziehung besser/anders ergehen würde?
- Nehmen wir mal an, Ihre Beziehung hätte gerade etwas anderes, als Sie denken, zu Ihnen gesagt, was könnte sie dazu bewogen haben?
- Was würde sich für Ihre Beziehung verändern, wenn *Sie* etwas anderes denken?/Woran würde Ihre Beziehung das merken?

Und in Ihrem Kopf?

- Was müsste passieren, damit Sie das Lied/Bild, die Szene anders einschätzen?
- Nehmen wir mal an, Ihr Partner hätte gerade etwas anderes gesagt. Wie wäre das für Sie gewesen? Wie hätten Sie darauf reagiert?
- Was könnten Sie dafür tun, dass Ihre sowie die Annahmen Ihres Partners positiver gefärbt wären?

Abschlussfrage

- Inwiefern hat Ihr Partner Sie mit dem, was er gesagt hat, überrascht?

In der MBT werden häufig zirkuläre Fragen angewandt. Hier lassen sich Parallelen zur systemischen Vorgehensweise erkennen. Anders als in der systemischen Therapie und Beratung zielen die zirkulären Fragen in der MBT jedoch in erster Linie auf die Förderung des Mentalisierens ab. Cordes und Schultz-Venrath (2015, S. 134) kritisieren beim Einsatz von zirkulären Fragen in der systemischen Praxis, dass im Gegensatz zur MBT das aktuelle Spannungsniveau zu wenig in den Blick genommen wird. Der hohe Abstraktionsgehalt systemischer Fragen birgt dabei die Gefahr, in kognitiven Prozessen verhaftet zu bleiben.

> »MBT-typisch ist demgegenüber eine therapeutische Reflexion über das Arousal-Niveau und den prämentalistischen Affektzustand […], der dem Therapeuten eine Entscheidung abverlangt, wie viel Reflexion und Abstraktion […] bereits bewältigt werden kann bzw. inwieweit erst noch Spannungsregulation und Klärung von Affekten im Vordergrund stehen« (ebd.).

4.5 Mentalisieren und Widerstände in der Paarberatung

Insbesondere Cordes und Schultz-Venrath (2015) beschäftigen sich mit Interventionen bei Widerstandsphänomenen gegenüber dem Mentalisieren. In der Paarberatung bekommt der Umgang mit Widerständen insbesondere deshalb eine hohe Bedeutsamkeit, weil das Mentalisieren im Kontext bedeutender Beziehungen eine Gefährdung der Selbstkohärenz bedeuten kann. Deshalb treten vermehrt Widerstände bei mentalisierungsfördernden Interventionen auf. Widerstände haben eine Schutzfunktion und gelten grundsätzlich als sinnvoll. In Bezug auf das Mentalisieren können sich Widerstände beispielsweise darin zeigen, dass auf zirkuläre Fragen ausweichend geantwortet wird. Dadurch wird vermieden, sich in die Perspektive des anderen hineinversetzen zu müssen. Betrachten wir zur Veranschaulichung zwei Beispiele:

> Beraterin: »Was glauben Sie, was Ihr Mann machen könnte, damit sie sich mehr geliebt fühlen?«
>
> Frau S.: »Die Hoffnung, dass mein Mann sich ändert, habe ich schon lange aufgegeben.«

Frau S. hat an dieser Stelle keinen Zugang zu ihrer inneren Vorstellungswelt, sie kann sich nicht ausmalen, wie eine Veränderung aussehen könnte. Daher folgt sie der Einladung nicht, sich spielerisch in den Als-Ob-Modus zu begeben. Die Ausgangsfrage ist damit erst einmal ad absurdum geführt.

Betrachten wir ein zweites Beispiel:

> Beraterin: »Angenommen, ich würde Ihren Bruder fragen, was würde er sagen, wie es Ihnen damit geht, dass Ihr Mann Ihren Kinderwunsch nicht teilt?«

Frau K.: »Ich bin mir nicht sicher, ob mein Bruder Kinder möchte.«

In diesem Beispiel wird durch eine ausweichende Antwort das Mentalisieren der eigenen Bedürfnisse vermieden.

Cordes und Schultz-Venrath (ebd., S. 135) plädieren dafür, dass der Therapeut bei zirkulären Fragen hartnäckig bleiben und mit einer neugierigen Zugewandtheit die Frage präzisiert wiederholen sollte. Im zweiten Beispiel könnte dies beispielsweise so aussehen:

Beraterin: »Ja, das können wir hier nicht herausfinden, ob Ihr Bruder Kinder möchte. Mich interessiert noch viel mehr, was Ihr Bruder sagen würde, wie es seiner Schwester im Moment damit geht, dass ihr Mann ihr gesagt hat, dass er keine Kinder möchte.«

Neben Hartnäckigkeit verweisen die Autoren auf die Technik des in Kapitel 4.3.6 näher beschriebenen »Challenging«. Eine mögliche Intervention, um die Überzeugung der Klientin im ersten Beispiel irritierend infrage zu stellen, könnte dahingehend wie folgt aussehen:

Beraterin: »Sie sind also in die Paarberatung gekommen, obwohl Sie überzeugt davon sind, dass sich Ihr Mann nicht ändert? Wer dann?«

4.6 Selbstevaluationsbogen

Die bis hierhin beschriebenen mentalisierungsfördernden Haltungen und Interventionen werden im Folgenden in einem Selbstevaluationsbogen nochmals veranschaulicht und zusammengefasst. Eine Selbstevaluation entspricht einer neugierigen Haltung des Nicht-Wissens eines Therapeuten und Beraters, und zwar in Bezug auf das eigene therapeutische Denken und Handeln. Selbstevaluationen tragen zur Qualitätsentwicklung und Qualitätssicherung in Beratung und Therapie bei und sind eine Anregung zu einer kontinuierlichen Reflexion der eigenen praktischen Tätigkeit. Ein Selbstevaluationsbogen soll »dabei unterstützen, die eigenen Stärken wahrzunehmen und bestätigt zu bekommen, vielleicht aber auch ›blinde Flecken‹ in den Blick zu nehmen und Entwicklungsmöglichkeiten zu erkennen und umzusetzen« (Weißl, 2011, S. 5). Im folgenden Selbstevaluationsbogen (vgl. Tab. 6) werden die hier herausgestellten mentalisierungsfördernden Haltungen in Anlehnung an die MBT-Adhärenz-Checkliste (Bateman & Fonagy, 2008) zusammengefasst und in Bezug auf das Paarsetting konkretisiert und erweitert. Die Items können dabei sowohl für die persönliche Reflexion als auch für ein Reflexionsgespräch im Austausch mit anderen Fachkollegen, beispielsweise in Intervisionsgruppen, verwendet und weiter ergänzt werden.

		Haltungen	Ja/ Nein
1	Meine Beratung biete ich in einem *klar strukturierten* Kontext an *(Angstreduktion).*	Tragfähige Beziehung	
2	Ich versuche es den Klienten zu ermöglichen, sich in der Beratung *sicher* zu fühlen *(Bindung/Angstreduktion).*		
3	Ich vereinbare *klare* und hierarchisch geordnete Ziele mit dem Paar.		
4	Ich achte auf das Prinzip der Neutralität beiden Partnern gegenüber.		
5	Ich werbe um die Mitarbeit beider Partner *(Recruiting).*		
6	Ich stehe dem Schwächsten zur Seite *(Siding)* und bleibe dabei einfühlend und spiegelnd mit dem anderen Partner in Kontakt.		
7	Ich fördre ein *mittleres Maß* an emotionalem Engagement.		
8	Ich nehme eine *forschend neugierige Haltung* des Nicht-Wissens ein.	Nicht-Wissen	
9	Ich exploriere und würdige die Haltung beider Partner.		
10	Ich fokussiere auf *gegenwärtige* Gedanken, Wahrnehmungen und Gefühle *(Gegenwärtigkeit).*	Mentalisierungsfokus	

11	Ich frage jeden einzelnen Partner in der Sitzung, wie er/sie die Motive *anderer Menschen* versteht.		
12	Ich unterstütze das Paar bei einem ausgewogenen Verhältnis der Erforschung *eigener und fremder* Zustände.		
13	Ich *spiegele* dem Paar seinen eigenen inneren Zustand in *modifizierter* Form zurück *(Markierte Affektspiegelung).*		
14	Ich rege das Paar *nicht* an, sich mit *komplexen* mentalen Zuständen auseinanderzusetzen.		
15	Wenn die Mentalisierungsfähigkeit eines Partners verloren geht, gehe ich wieder zurück (Stop and Stand, Stop and Rewind).		
16	Meine Interventionen sind einfach, kurz und prägnant.		
17	Ich animiere das Paar dazu, Interaktionen und eigene Erfahrungen aus verschiedenen Perspektiven zu betrachten.	Perspektivenvielfalt	
18	Ich biete alternative Erklärungsweisen an und rege zu weiteren Explorationen an.		
19	Ich validiere das Erleben jedes Partners, bevor ich eine andere Perspektive aufzeige *(z.B. Paraphrasierung).*		
20	Ich deute Übertragung, *nicht* um *Einsicht* zu ermitteln, sondern um alternative Perspektiven aufzuzeigen.		
21	Ich verbinde die Themen beider Partner *(Connecting).*		
22	Ich führe Beziehungserfahrungen nicht exzessiv auf ein generelles Muster zurück, statt die Erfahrungen und Grundlagen *detailliert zu explorieren.*		

23	Ich beobachte die *augenblicklichen* Emotionen beider Partner.	Affektfokus	
24	Ich halte während eines Gefühlsausbruchs einen Dialog in Gang.		
25	Ich verbinde Affekte mit ihren unmittelbaren oder nicht lang zurückliegenden interpersonalen Kontexten *(Gegenwärtigkeit).*		
26	Ich verschiebe zu stark emotional belastende Themen *(Parking).*		
27	Ich bringe einen Affektsturm erst dann mit dem therapeutischen Prozess in Verbindung, wenn er sich bei beiden Partnern wieder gelegt hat *(Gute Voraussetzung fürs Mentalisieren schaffen).*		
28	Ich spreche mögliche Ursachen des Affektsturms, die mit dem aktuellen Leben des Paares zusammenhängen könnten, erst an, wenn die emotionale Erregung beider Partner abgeklungen ist.		
29	Ich verwende keine Metaphern, wenn einer der Partner in seiner Mentalisierungsfähigkeit beeinträchtig ist.		
30	Ich äußere eigene Gefühle und Gedanken, die *die Interaktion mit den Klienten betreffen.*	Selbstoffenbarung/auf Augenhöhe	
31	Ich gehe davon aus, dass ich *selbst* zu den negativen Reaktionen des Paares *beitrage.*		
32	Ich bitte um Hilfestellung des Paares, wenn ich in der Beratung nicht weiter weiß *(Selbstexpertentum).*		

Tab. 6: Selbstevaluationsbogen für mentalisierungsunterstützende Paarprozesse[8]

8 Entworfen in Anlehnung an Allen und Kollegen (2011, S. 263ff.) und für die praktische Beratung und Therapie mit Paaren weiterentwickelt.

4.7 Fazit

Mentalisierungsdefizite zeigen sich vermehrt in emotional bedeutsamen Beziehungen. Zudem aktivieren Belastungs- und Bedrohungssituationen, besonders wenn diese mit Angst gekoppelt sind, das Bindungssystem und schränken die Mentalisierungsfähigkeit ein. Eine beeinträchtigte Mentalisierung führt häufig zu Missverständnissen und verqueren Reaktionen in einer Partnerschaft, die wiederum beim anderen zu Wut oder Rückzug führen können. Entsprechend kann es auch innerhalb eines Beratungsgesprächs zu Brüchen der Mentalisierungsfähigkeit kommen, die sich durch unreflektierte Feindseligkeit, eine verwirrende Beziehungsschwierigkeit oder ein Beharren auf nicht nachvollziehbaren Positionen zeigen kann (vgl. Wöller et al., 2015, S. 344).

Affektregulation und die Fähigkeit zu mentalisieren stehen in einer mentalisierungsunterstützenden Paarberatung in einem direkten Bezug. Die Mentalisierungsfähigkeit und die emotionale Erregbarkeit ändern sich innerhalb und außerhalb der Beratung je nach Stresslevel und Bindungsaktivierung. Eine klare Struktur und Vereinbarungen in Bezug auf Kommunikationsregeln und den Ablauf einer Beratungssitzung sowie das Beruhigen des Bindungssystems der Klienten sind deshalb für ein mentalisierungsförderndes Milieu von besonderer Bedeutung. Die Haltung des Beraters ist eine nachfragend-erforschende und zeigt ein Ringen darum, die gegenwärtigen inneren Zustände der Klienten zu verstehen. Dabei bleibt der Berater keineswegs ein unbeschriebenes Blatt, da er auch seine eigenen Mentalisierungsprozesse den Klienten in geeigneter Form zur Verfügung stellt.

Das empathische Spiegeln der Emotionen, das Anbieten alternativer Perspektiven und das Fokussieren auf gegenwärtige Gedanken und Gefühle sind weitere wichtige Interventionen zur Stärkung der Mentalisierungsfähigkeit. Kommt es zu einer emotionalen Übererregung und Unterminierung der Mentalisierungsfähigkeit in einem Beratungsprozess, so kann zu einem Zeitpunkt »zurückgespult« werden, an dem die Mentalisierungsfähigkeit noch stabil war, um die Entgleisung nachvollziehbar zu machen. Für den Berater ist es in dieser Hinsicht wichtig, mit seiner eigenen Mentalisierungsfähigkeit in Kontakt zu bleiben, um diese nicht zu verlieren. In einer mentalisierungsfokussierenden Paarberatung und -therapie ist es eine besondere Herausforderung, die Neutralität gegenüber beiden Klienten nicht zu verlieren und das Mentalisieren auf der Ebene des gemeinsamen Paarunbewussten mit im Blick zu behalten.

Paartherapeuten können beobachten, dass die Partner meist sehr gut das Verhalten des anderen, das sie als störend erleben, beschreiben können. Weit weniger einfach ist es, das positive Verhalten des Partners wahrzunehmen und in Worte zu fassen. Mit den Handlungsweisen des anderen wird zudem häufig das eigene Verhalten begründet und entschuldigt. Eine mentalisierungsbasierte Paarberatung setzt nicht an dem Verhalten selber, sondern auf der darunterliegenden Ebene an, und zwar an der Frage, welche Wünsche und Bedürfnisse zugrunde liegen könnten. Von da aus kann Verstehen für das Verhalten des anderen geschaffen und Verantwortung für das eigene Handeln übernommen werden.

Ziel in einer Paarberatung ist es dabei zunächst, das affektive Erleben kognitiv und verbal zugänglich zu machen. Ein bewusstes Wahrnehmen des inneren affektiven Erlebens geht dabei dem Handeln voraus. Wird es möglich, die eigenen Gefühle reflektiert wahrzunehmen, können diese kommuniziert und Regulationsstrategien bewusst werden. Im nächsten Schritt geht es darum, Gefühle nicht nur kognitiv zu erfassen, sondern das emotionale Erleben gleichsam aufrechtzuerhalten, um von da aus reflektierend und die Gefühle akzeptierend handeln zu können. In dieser reifsten Stufe, der mentalisierten Affektivität, wird es möglich, die Gefühle bewusst zu erleben, ihnen Bedeutung zu geben und dementsprechend emotionsbewusst zu handeln (vgl. Taubner et al., 2015).

Auch wenn bestimmte Interventionen und Haltungen des Beraters die Mentalisierungsfähigkeit unterstützen können, geschehen die zentralen Veränderungen schließlich nicht innerhalb der Beratung, sondern im Alltag des Paares zwischen den Beratungssitzungen.

5 Resümee

Mentalisierungsprozesse sind in jeder Paarberatung wesentliche Kernpunkte, auch wenn diese nicht explizit vor dem Hintergrund des Mentalisierungskonzepts stattfinden. Mentalisieren in der Partnerschaft geht mit der Fähigkeit einher, sich eine Vorstellung davon machen zu können, was der andere und man selbst denken oder fühlen könnte, sich vorzustellen, warum was gedacht wird, und geheimen Abkommen, sogenannten Kollusionen, auf die Schliche zu kommen. Dabei geht es zum einem darum, das Verhalten des anderen besser nachvollziehen zu können, und zum anderen darum, zu erkennen, welche eigenen Anteile an den anderen delegiert werden, um diese in die eigene Person zu integrieren. Abstimmungsprozesse in einer Partnerschaft laufen über Mentalisierungsprozesse ab und tragen zur Verbundenheit in Paarbeziehungen bei. Reife Mentalisierung schließt zudem die Fähigkeit mit ein, zu begreifen, dass die Vorstellungen (Repräsentanzen), die jemand von sich selbst und vom anderen in sich trägt, innere Bilder sind, die nicht mit denen des Partners übereinstimmen müssen. Nur so kann in einer Beziehung der Partner als autonomes Gegenüber anerkannt werden. Das eigene Selbst wird bei reifer Mentalisierung als Urheber innerer Zustände und daraus resultierender Handlungen anerkannt. Mentalisieren ist demnach eine Grundvoraussetzung dafür, Selbstverantwortung in der Partnerschaft übernehmen zu können.

Eine besondere Schwierigkeit bei Konflikten in Paarbeziehungen besteht dann, wenn Kompetenzen fehlen, um in einer reifen Stufe der Affektregulierung zu agieren. Stattdessen werden Handlungen unmittelbar und unbewusst zur Regulierung innerer affektiver Zustände ausgeführt. So wie ein Säugling, der schreit, um sein Überleben zu sichern, wenn er Hunger hat, zielen diese Handlungen entsprechend beim Erwachsenen zeitnah und allein auf die Wiederherstellung des inneren Gleichgewichts ab. Im Paarkontext führen diese Regulationsstrategien zum Ausagieren von unmittelbaren sowie unreflektierten Handlungen und Worten, die den Partner häufig verletzen. Das führt dazu, dass beim Partner wiederum direkte und unreflektierte Strategien zur Regulation des inneren Gleichgewichts ihre Anwendung finden. So entsteht ein Teufelkreis mit sich meist aufschaukelnder emotionaler Erregung.

Ziel einer mentalisierungsunterstützenden Paarberatung ist es, mehr Verständnis für die eigenen mentalen Zustände und diejenigen des Partners zu erlangen und die gemeinsame Paardynamik besser zu verstehen. Dazu steht dem Paar in der Beratung ein Schutzraum zur Verfügung. Anders als außerhalb der Paarberatung ist das Paar im Beratungskontext nicht auf sich allein gestellt. Eine dritte Person, der Berater, wird zum teilhabenden Beobachter, der Einfluss auf das Interaktionsgeschehen hat, beim Überbrücken von Mentalisierungsbrüchen zur Verfügung stehen kann und ein mentalisierungsförderndes Milieu zur Verfügung stellt. Über Mentalisierungsprozesse kann zwischen den Partnern ein Verständnis für unbewusste Kräfte in der Paarbeziehung wachsen. So können unbewusste Rollenzuweisungen mentalisiert und somit expliziert werden. Dem Paar wird die Möglichkeit eröffnet, sich bewusst für (oder auch gegen) die aus inneren Zuständen motivierten Handlungen und Rollen zu entscheiden und dafür Verantwortung zu übernehmen.

Um das reife Mentalisieren in der Paarberatung zu unterstützen, ist ein stabiles, authentisches und transparentes Beziehungsangebot des Beraters von wesentlicher Bedeutung. Dabei zeigt sich dann eine besondere Wirksamkeit, wenn der Berater die Affekte der Klienten in markierender Form spiegelt. Der Berater greift dabei auf seine Mentalisierungskompetenzen zurück, die über das reine empathische Einfühlen hinausgehen und die Fähigkeit zur Selbstbeobachtung und Selbstreflexion einschließen. In einer mentalisierungsunterstützenden Paarberatung ist es die Aufgabe des Beraters, Mentalisierungsbrüche zu erkennen und deren Ursachen mit dem Paar zu ergründen. In der Arbeit mit Paaren ist dabei in besonderem Maße das Wahren der Neutralität des Beraters von Bedeutung. Für ein mentalisierungsförderndes Milieu ist ein mittleres Stressniveau zuträglich. Im Umgang mit Paaren muss der Berater dabei das Stressniveau beider Partner im Blick behalten. Vor allem geht es darum, den jeweils Mentalisierungsschwächeren vor dem Abrutschen in einen prämentalistischen Modus zu schützen, da in diesem häufig Aussagen getätigt werden, die verletzend sind und schwer wieder zurückgenommen werden können.

Entscheidend ist, dass Therapeuten und Berater für Mentalisierungsprozesse in der Paarberatung sensibilisiert sind. In Anlehnung an die Mentalisierungsbasierte Therapie (MBT) können Anregungen und Impulse für die Arbeit mit Paaren weiterentwickelt werden. Neben expliziten Mentalisierungsvorgängen sind dabei implizite Mentalisierungsprozesse entscheidend, die sich in musikalischen Abstimmungs- und Interaktionsprozessen manifestieren und zur Kohärenzerfahrungen in der Paar- und Therapeutenbeziehung führen können.

Dieses Buch gibt zunächst einen Überblick für ein mentalisierungsförderndes Arbeiten in der Paarberatung und der der Paartherapie und zeigt dessen Potenziale auf. Um ein mentalisierungsfokussiertes Beratungs- und Therapiekonzept für die Arbeit mit Paaren zu entwickeln, müssen die Interventionen, Haltungen und Fragen weiterführend erprobt und untersucht werden.

Kritisch angemerkt werden kann, dass die Kerninhaltspunkte des hier dargestellten Mentalisierungskonzepts sowie die Haltungen und Techniken der Mentalisierungsbasierten Therapie (MBT) keine neuen Phänomene in der Psychotherapie oder Beratung sind.

> »Diesen Anspruch erhebt die MBT aber auch gar nicht. Es handelt sich vielmehr um eine Form der Systematisierung bestehender Theorien, klinischer Erfahrungen und aktueller wissenschaftlicher Erkenntnisse unterschiedlicher Provenienz, zentriert um das Konzept des Mentalisierens, mit dem Ziel, Psychotherapie wirksamer zu gestalten« (Euler 2014, 8).

Allen und Kollegen (2011, S. 21) führen selbst aus:

> »Wir behaupten kühn, dass das Mentalisieren – die aufmerksame Beachtung und Reflexion des eigenen psychischen Zustands und der psychischen Verfassung anderer Menschen – der grundlegende Faktor psychotherapeutischer Behandlung ist. […] Wir räumen ein, dass wir mit dieser These weniger auf etwas Neues abheben, als vielmehr auf das, was wichtig ist.«

»Die Stärkung der Mentalisierungsfähigkeit«, so Bolm (2015, S. 45), »betrifft […] alle Psychotherapieschulen und stellt letztlich sogar die wichtigste Gemeinsamkeit zwischen ihnen dar.« Entsprechend hat sich dieses Buch zur Aufgabe gemacht, wesentliche auf das Mentalisieren fokussierte Kernaspekte der Paarberatung und -therapie darzustellen. Das Erweitern der Mentalisierungskompetenz kann dabei als »Common Ground« verstanden werden, der jeglicher psychotherapeutischer Behandlung und Beratung zugrunde liegt.

Literatur

Ainsworth, M. D. S. (1968). Object relations, dependency, and attachment. A theoretical review of the infant-mother relationship. *Child Development, 40*, 969–1025.

Allen, J. G. & Fonagy, P. (2016). *Mentalisierungsgestützte Therapie. Das MBT-Handbuch – Konzepte und Praxis* (3. Auflage). Stuttgart: Klett-Cotta.

Allen, J. G., Fonagy, P. & Bateman, A. W. (2011). *Mentalisieren in der psychotherapeutischen Praxis*. Stuttgart: Klett-Cotta.

Altmeyer, M. & Thomä, H. (2006). *Die vernetzte Seele*. Stuttgart: Klett-Cotta.

Arnd-Caddigan, M. (2009). Failure to Mentalize Self and Masochistic Functioning. *Psychoanalytic Social Work, 16*(2), 139–157.

Asen, E. & Fonagy, P. (2010). Mentalisierungsbasierte Familientherapie. *Psychotherapie im Dialog, 11*(3). S. 239–243.

Asen, E. & Fonagy, P. (2014). Mentalisierungsbasierte therapeutische Interventionen für Familien. *Familiendynamik, 39*(3), 234–249.

Asen, E. & Fonagy, P. (2015). Mentalisierungsbasierte Familientherapie. In A. W. Bateman & P. Fonagy (Hrsg.), *Handbuch Mentalisieren* (S. 135–157). Gießen: Psychosozial-Verlag.

Astington, J. (2000). *Wie Kinder das Denken entdecken*. München, Basel: Ernst Reinhardt.

Baron-Cohen, S., Leslie, A. & Frith, U. (1985). Does the autistic child have a »theory of mind«? *Cognition, 21*, 37–46.

Bateman, A. W. & Fonagy, P. (1999). Effectiveness of partial hospitalization in the treatment of borderline personality disorder. A randomized controlled trial. American *Journal of Psychiatry, 156*, 1563–1569.

Bateman, A. W. & Fonagy, P. (2008). *Psychotherapie der Borderline-Persönlichkeitsstörung. Ein mentalisierungsgestütztes Behandlungskonzept*. Gießen: Psychosozial-Verlag.

Bateman, A. W. & Fonagy, P. (Hrsg.). (2015). Handbuch Mentalisieren. Gießen: Psychosozial-Verlag.

Beckh, K. (2008): *Bindung, soziale Kognition und die Balance von Autonomie und Verbundenheit in den Liebesbeziehungen junger Paare*. Dissertation, LMU München: Fakultät für Psychologie und Pädagogik. http://edoc.ub.uni-muenchen.de/9424/2/Beckh_Katharina.pdf (27.05.2016).

Benjamin, J. (2006). Tue ich es oder wird mir angetan? Ein intersubjektives Triangulierungskonzept. In M. Altmeyer & H. Thomä (Hrsg.), *Die vernetzte Seele* (S. 65–107). Stuttgart: Klett-Cotta.

Bergmann, G. (2010). Kollusionen in der Partnerschaft. http://koeln.efl-beratung.de/fileadmin/koeln/infothek/fachartikel/Kollusion_in_der_Partnerschaft-Bergmann-2011.pdf (23.04.2018).

Berkic, J. & Quehenberger, J. (2012). Bindungsspezifische Mechanismen der Emotionsregulation bei Langzeit-Ehepaaren. In K.H. Brisch (Hrsg.), *Bindungen – Paare, Sexualität und Kinder* (S. 36–60). Stuttgart: Klett-Cotta.

Berner, W., Preuss, F. & Lehmann, E. (2008). Sexualität und Bindung. In B. Strauß: *Bindung und Psychopathologie*. Stuttgart: Klett-Cotta.

Bion, W.R. (1962). *Learning from experience*. London: Heinemann.

Bion, W.R. (1970). *Attention and Interpretation*. London: Tavistock.

Bleiberg, E. & Safier, E. (2019). Couples Therapy. In A. Bateman & P. Fonagy (Hrsg.), *Handbook of Mentalizing in Mental Health Practice* (2. Auflage) (S. 151–168). American Psychiatric Publishing, Inc.

Bodenmann, G. (1996). Können wir vorhersagen, welche Ehen scheidungsgefährdet sind? In G. Bodenmann & M. Perrez (Hrsg.), *Scheidung und ihre Folgen* (S. 76–103). Freiburg: Universitätsverlag Hans Huber.

Bodenmann, G. (2006). *Stress und Partnerschaft. Gemeinsam den Alltag bewältigen*. Bern: Huber.

Bodenmann, G. (2012): *Was Paare stark macht* (3. Auflage). Zürich: Beobachter Verlag.

Bodenmann, G. & Perrez, M. (1991). Dyadisches Coping. Eine systemische Betrachtungsweise der Belastungsbewältigung in Partnerschaften. *Zeitschrift für Familienforschung, 3*(3), 4–25.

Bolm, T. (2015). *Mentalisierungsbasierte Therapie*. München: Ernst Reinhardt.

Borowski, D., Hopf, H., Hüller, T., von der Marwitz, T. & Schäberle, H. (2010). Psychoanalytische Grundbegriffe. Leitlinien des Arbeitskreises Leitlinien VAKJP. *AKJP, 145*, 99–135.

Bowlby, J. (1958). The nature of the child's tie to his mother. *International Journal of Psychoanalysis, 39*, 350–373.

Bowlby, J. (1969). *Attachment*. Vol. 1 of Attachment and loss. London: Howarth Press.

Bowlby, J. (1980). *Attachment and loss. Loss, sadness and depression*. New York: Basic Books.

Bowlby, J. (1988). *A secure base. Parent-child attachment and healthy human development*. New York: Basic Books.

Breithaupt, F. (2013). *Kulturen der Empathie*. Berlin: Suhrkamp Verlag.

Brenk-Franz, K. (2010): Sexuelle Verhaltensweisen in Abhängigkeit vom Bindungsstil. *Sexuologie, 17*, 14–23.

Brent, B. (2009). Mentalization-based psychodynamic psychotherapy for psychosis. *Journal of clinical psychology, 65*(8), 803–814.

Brisch, K.H. (2001). *Bindungsstörungen*. Stuttgart: Klett-Cotta.

Brisch, K.H. (Hrsg.). (2012). *Bindungen – Paare, Sexualität und Kinder*. Stuttgart: Klett-Cotta.

Brockmann, J. & Kirsch, H. (2010). Konzept der Mentalisierung. Relevanz für die psychotherapeutische Behandlung. *Psychotherapeut, 55*(4), 279–290.

Brockmann, J. & Kirsch, H. (2015). Mentalisieren in der Psychotherapie. *Psychotherapeutenjournal, 14*(1), 13–22.

Buber, M. (1973). *Das dialogische Prinzip*. Heidelberg: Lambert Schneider.

Buchholz, M.B., Lamott, F. & Mörtl, K. (2008). *Tat-Sachen. Narrative von Sexualstraftätern*. Gießen: Psychosozial-Verlag.

Clement, U. (2004). *Systemische Sexualtherapie*. Stuttgart: Klett-Cotta.

Cordes, A. & Schultz-Venrath, U. (2015). Mentalisieren im System. Anwendungsbezogene Fragen in der mentalisierungsbasierten Familien- und Paartherapie. *Familiendynamik, 40*(2), 128–141.

Corriveau, K., Harris, P., Meins, E., Fernyhough, C., Arnott, B., Elliott, L., Liddle, B., Hearn, A., Vittorini, L. & de Rosnay, M. (2009). Young Children's Trust in their mother's claims. Longitudinal links with attachment security in infancy. *Child Development, 80*, 750–761.

Cruth, C. (2015). Mentalisierung und Gewalt. In A. Kämmerer, T. Kuner & M. Wink (Hrsg.), *Gewalt und Altruismus. Interdisziplinäre Annäherungen an ein grundlegendes Thema des Humanen*. Heidelberg: Universitätsverlag Winter.

Csibra, G. & Gergely, G. (2011). Natural pedagogy as evolutionary adaptation. In Philosophical Transactions of the Royal Society of London. *B. Biological Sciences, 366*(1567), 1149–1157.

Damasio, A. (2003). *Looking for Spinoza. Joy, Sorrow, and the Feeling Brain*. New York: Harcourt.

Damasio, A. (2009). *Ich fühle, also bin ich. Die Entschlüsselung des Bewusstseins*. Berlin: List.

Deutsches Wörterbuch (1996). Hrsg. v. K. D. Bünting & R. Kartas. Chur: Isis.

Dicks, H. V. (1967). *Material tensions*. New York: Basic.

Dornes, M. (1993). *Der kompetente Säugling. Die präverbale Entwicklung des Menschen. Geist und Psyche*. Frankfurt a. M. : Fischer.

Dornes, M. (2004). Über Mentalisierung, Affektregulierung und die Entwicklung des Selbst. *Forum der Psychoanalyse, 20*, 175–199.

Duden (2006). *Das Herkunftswörterbuch. Etymologie der deutschen Sprache* (4. Auflage) Mannheim, Leipzig, Wien, Zürich: Dudenverlag.

Duden (2010). *Das Bedeutungswörterbuch* (4. Auflage). Mannheim, Zürich: Dudenverlag.

Dulz, B. (2009). Borderline-Störungen und Sexualität. *Metropole, 19*, 712–715.

Dulz, B. & Schneider, A. (1996). *Borderline-Störungen. Theorie und Therapie* (2. Auflage). Stuttgart, New York: Schattauer.

Eck, A. (2018). *Der erotische Raum. Fragen der weiblichen Sexualität in der Therapie* (2. Auflage). Heidelberg: Carl-Auer.

Engl, J. & Thurmaier, F. (2001). Sich besser verstehen – die präventiven Programme EPL und KEK als neue Wege der Ehevorbereitung und Ehebegleitung. In S. Walper & R. Pekrun (Hrsg.), *Familie und Entwicklung. Perspektiven der Familienpsychologie* (S. 364–384). Göttingen: Hogrefe.

Engl, J. & Thurmaier, F. (2003). *KOMKOM – Kommunikationskompetenz – Training in der Paarberatung. Handbuch für ausgebildete Kursleiter*. München: Institut für Forschung und Ausbildung in Kommunikationstherapie.

Engl, J. & Thurmaier, F. (2005). KOMKOM – ein hochwirksames Kommunikationstraining in der Eheberatung. *Beratung Aktuell, 1*, 22–40.

Emde, R. N. (1988). Development terminable and interminable. II. Recent psychoanalytic theory and therapeutic considerations. *International Journal of Psycho-Analysis, 69*, 283–296.

Euler, S. (2014). Mentalisierungsbasierte Therapie (MBT) als integratives Behandlungskonzept für die Psychotherapie von Persönlichkeitsstörungen. *Psychiatrie & Neurologie, 3*, 6–11.

Euler, S. & Schultz-Venrath, U. (2014). Mentalisierungsbasierte Therapie (MBT). *Psychotherapie im Dialog, 15*(3), 40–43.

Fairbairn, W.R. D. (1952). *Psychological Studies of the Personality*. London: Routlege & Kegan Paul.

Fearon, P., Target, M., Sargent, J., Williams, L., McGregor, J., Bleiberg, E. & Fonagy, P. (2009). Mentalisierungs- und beziehungsorientierte Kurzzeittherapie (SMART). Eine integrative Familientherapie für Kinder und Jugendliche. In J.G. Allen & P. Fonagy (Hrsg.), *Mentalisierungsgestützte Therapie. Das MBT-Handbuch – Konzepte und Praxis* (S. 285–313). Stuttgart: Klett-Cotta.

Fonagy, P. (1989). On tolerating mental states: Theory of mind in borderline patients. *Bulletin of the Anna Freud Centre, 12*, 91–115.

Fonagy, P. (1998). Metakognition und Bindungsfähigkeit des Kindes. *Psyche, 52*(4), 349–368.

Fonagy, P. (2011). Eine genuine Entwicklungspsychologische Theorie des sexuellen Lustempfindens und deren Implikationen für die psychoanalytische Technik. *Kinder- und Jugendlichen-Psychotherapie, 152*, 469–497.

Fonagy, P. & Allison, E. (2014). The role of mentalizing and epistemic trust in the therapeutic relationship. *Psychotherapy, 51*(3), 372.

Fonagy, P., Gergely, G., Jurist, E.L. & Target, M. (2004). *Affektregulierung, Mentalisierung und die Entwicklung des Selbst*. Stuttgart: Klett–Cotta.

Fonagy, P., Gergely, G., Jurist, E.L. & Target, M. (2018). *Affektregulierung, Mentalisierung und die Entwicklung des Selbst* (6. Auflage). Stuttgart: Klett–Cotta.

Fonagy, P. & Target, M. (2000). Playing with reality III. The persistence of dual psychic reality in borderline patients. *International Journal of Psychoanalysis, 81*(5), 853–874.

Fonagy, P. & Target, M. (2002). Neubewertung der Entwicklung der Affektregulation vor dem Hintergrund von Winnicotts Konzept des falschen Selbst. *Psyche, 56*, 839–862.

Fonagy, P. & Target, M. (2006). *Psychoanalyse und die Psychopathologie der Entwicklung*. Stuttgart: Klett-Cotta.

Fonagy, P., Target, M., Steele, H. & Steele, M. (1998). *Reflective-functioning manual, version 5.0, for application to adult attachment interviews*. London: University College London.

Friedlmeier, W. (1999). Emotionsregulation in der Kindheit. In W. Friedlmeier & M. Holodynski (Hrsg.), *Emotionale Entwicklung: Funktion, Regulation und soziokultureller Kontext von Emotionen* (S. 197–218). Heidelberg, Berlin: Spektrum Akademischer Verlag.

Friedlmeier, W. & Holodynski, M. (Hrsg.). (1999). *Emotionale Entwicklung: Funktion, Regulation und soziokultureller Kontext von Emotionen*. Heidelberg, Berlin: Spektrum Akademischer Verlag.

Frijda, N.H. (1986). *The emotions*. Cambridge. Cambridge: University Press.

Gadamer, H. (1975). *Wahrheit und Methode. Grundzüge einer philosophischen Hermeneutik* (4. Auflage). Tübingen: Mohr.

Gartinger, S. & Janssen, R. (2016). *Erzieherinnen + Erzieher. Sozialpädagogische Bildungsarbeit professionell gestalten*. Berlin: Cornelsen.

George, C., Kaplan, N. & Main, M. (1985). *The Adult Attachment Interview*. Unveröffentlichtes Manuskript. Berkley: University of California.

Gloger-Tippelt, G. (2012). *Bindung im Erwachsenenalter. Ein Handbuch für Forschung und Praxis* (2. Auflage). Bern: Hans Huber.

Gottman, J.M. (1993). The roles of conflict engagement, escalation, and avoidance in marital interaction: A longitudinal view of five types of couples. *Journal of Consulting and Clinical Psychology, 61*, 6–15.

Grawe, K., Donati, R. & Bernauer, F. (1994). *Psychotherapie im Wandel. Von der Konfession zur Profession*. Göttingen: Hogrefe.

Greenberg, L.S. & Johnson, S.M. (1988). *Emotionally focused therapy for couples*. New York: Guilford Press.

Grossmann, K.E. (1987). Die natürlichen Grundlagen zwischenmenschlicher Bindungen. Anthropologische und biologische Untersuchungen. In C. Niemitz (Hrsg.), *Erbe und Umwelt* (S. 200–235). Frankfurt a.M.: Suhrkamp.

Grossmann, K.E. (2010). Sichere und unsichere Bindungserfahrungen im Säuglingsalter und ihre Folgen für die Entwicklung der Persönlichkeit. *Sexuologie, 17*, 5–13.

Grossmann, K.E. , Grossmann, K., Winter, M. & Zimmermann, P. (2002). Bindungsbeziehungen und Bewertung von Partnerschaft. Von früher Erfahrung feinfühliger Unterstützung zu späterer Partnerschaftsrepräsentation. In K.H. Brisch, K. Grossmann, K.E. Grossmann & L. Köhler (Hrsg.), *Bindung und seelische Entwicklungswege. Grundlagen, Prävention und klinische Praxis* (S. 125–164). Stuttgart: Klett-Cotta.

Grossmann, K., Grossmann, K.E. & Kindler, H. (2006). Early care and the roots of attachment and partnership representations. In K.E. Grossmann, K. Grossmann & E. Walters (Hrsg.), *Attachment from infancy to adulthood* (S. 690–694). New York: Guilford Press.

Haddon, M. (2006). *Supergute Tage oder die Welt des Christopher Boone*. München: Karl Blessing Verlag.

Hantel-Quitmann, W. & Weidtmann, K. (2016). Familienklima, elterliche Paarbeziehung und kindliche Symptombildung – Mentalisierungsbasierte Familientherapie bei kindlichem Kopfschmerz. *Praxis der Kinderpsychologie und Kinderpsychiatrie, 65*(1), 22–39.

Hartogh, T. & Wickel, H.H. (2015). *Musizieren im Alter: Arbeitsfelder und Methoden*. Mainz: Schott Music.

Haslam-Hopwood, T.C. , Allen, J.G, Stein, A. & Bleiberg, E. (2009). Verbesserung des Mentalisierens durch Psychoedukation. In J.G. Allen & P. Fonagy, *Mentalisierungsgestützte Therapie. Das MBT-Handbuch – Konzepte und Praxis* (S. 347–374) (3. Auflage). Stuttgart: Klett-Cotta.

Heer, K. (1997). Sprachloser Sex ist stumme Musik. In P. Buchheim, M. Cierpka & T. Seifert (Hrsg.), *Teil 1 Sexualität – zwischen Phantasie und Realität* (S. 176–189). Berlin, Heidelberg: Springer.

Hobson, P. (2002). *Wie wir denken lernen*. Düsseldorf, Zürich: Walter.

Holodynski, M. (1999). Handlungsregulation und Emotionsdifferenzierung. In W. Friedlmeier & M. Holodynski (Hrsg.), *Emotionale Entwicklung: Funktion, Regulation und soziokultureller Kontext von Emotionen. Spektrum Psychologie* (S. 29–51). Heidelberg, Berlin: Spektrum Akademischer Verlag.

Huber, G. (1987). *Psychiatrie. Systematische Lehrtexte für Studenten und Ärzte* (4. Auflage). Stuttgart: Schattauer.

Husserl, E. & Kern, I. (1973). *Zur Phänomenologie der Intersubjektivität. Texte aus dem Nachlass. Dritter Teil: 1929–1935* (Husserliana, Bd. XV). Den Haag: Martinus Nijhoff.

Kachler, R. (2015). *Die Therapie des Paar-Unbewussten*. Stuttgart: Klett-Cotta.

Kalbfuss, T., Polat, A. & Urbanek, S. (2014). Mentalisierungsbasierte Psychoedukation mit Patienten einer psychiatrischen Institutsambulanz. In H. Kirsch (Hrsg.), *Das Mentalisierungskonzept in der Sozialen Arbeit* (S. 115–139). Göttingen: Vandenhoeck & Ruprecht.

Karney, B.R. & Bradbury, T.N. (1995). The longitudinal course of material quality and stability. A review of theory, method, and research. *Psychological Bulletin, 118*, 3–34.

Kaufmann, L. & Zimmer, S. (2014). Mentalisierungsgestützte Erziehungsberatung. In H. Kirsch (Hrsg.), *Das Mentalisierungskonzept in der Sozialen Arbeit* (S. 62–82). Göttingen: Vandenhoeck & Ruprecht.

Kirsch, H. (Hrsg.). (2014). *Das Mentalisierungskonzept in der Sozialen Arbeit*. Göttingen: Vandenhoeck & Ruprecht.

Kirsch, H., Brockmann, J. & Taubner, S. (2015). *Praxis des Mentalisierens*. Stuttgart: Klett-Cotta.

Klein, M. (1962). *Das Seelenleben des Kleinkindes und andere Beiträge zur Psychoanalyse*. Stuttgart: Klett.

Klitzing, K.v. (2002). Frühe Entwicklung im Längsschnitt. Von der Beziehungswelt der Eltern zur Vorstellungswelt des Kindes. *Zeitschrift für Psychoanalyse, 56*, 863–887.

Lachenmann, H. (1996). *Musik als existentielle Erfahrung*. Wiesbaden: Breitkopf & Härtel.

Laing, R. (1977). *Das Selbst und die Anderen*. Reinbek: Rowohlt.

Leyhausen, P. (1967). Biologie von Ausdruck und Eindruck. *Psychologische Forschung, 31*, 113–176.

Lieb, K., Linehan, M.M. & Schmahl, C. (2004). Borderline personality disorder. *Lancet, 364*, 453–461.

Lohaus, A. & Vierhaus, M. (2015). *Entwicklungspsychologie des Kindes- und Jugendalters für Bachelor*. Berlin, Heidelberg: Springer-Verlag.

Lucente R. (2009). Mentalizing in the Therapeutic Relationship with an Older Adolescent. The Case of Fred. *Psychoanalytic Social Work, 16*(2), 87–99.

Luquet, P. (1981). Le changement dans la mentalization. *Revue Francaise de Psychoanalyse, 45*, 1023–1028.

Luyten, P., Fonagy, P., Lowyck, B. & Vermote, R. (2011). Assessment of mentalization. In A.W. Bateman & P. Fonagy (Hrsg.), *Handbook of mentalizing in mental health practice* (S. 43–65). Washington DC: American Psychiatric Publishing.

Luyten, P., Fonagy, P., Lowyck, B. & Vermote, R. (2015). Beurteilung des Mentalisierens. In A.W. Bateman & P. Fonagy (Hrsg.), *Handbuch Mentalisieren* (S. 67–90). Gießen: Psychosozial-Verlag.

Mahler, M.S. (1975). Symbiose und Individuation. Die psychische Geburt des Menschen. *Psyche, 29*, 609–625.

Mahrenholz, S. (2000). Musik-Verstehen jenseits der Sprache. Zum Metaphorischen in der Musik. In M. Poth, O. Schwab-Felisch & C. Thorau (Hrsg.), *Klang – Struktur – Metapher. Musikalische Analyse zwischen Phänomen und Begriff* (S. 219–236). Stuttgart, Weimar: Metzler.

Main, M. & Solomon, J. (1986). Discovery of an insecure disorganized/disoriented attachment pattern. Procedures, findings and implications for the classification of behavior. In T. Braxelton & M. Yogman (Hrsg.), *Affective development in infancy* (S. 95–124). Westport, CT: Ablex Publishing.

Marty, P. (1991). *Mentalization et psychosomatique*. Paris: Laboratoire Delagrange.

Maturana, H. & Varela, F. (1980). *Autopoiesis and Cognition. The Realization of the Living*. Boston: D. Reidel.

Mayes, L.C. (2006). Arousal regulation, emotional flexibility, medial amygdala function, and the impact of early experience. *Annals of the New York Academy of Sciences, 1094*(1), 178–192.

Mead, G.H. (1934). *Mind, self and society*. Chicago: University of Chicago Press.

Mitchell, P. (1997). *Introduction to the theory of mind. Children, autism and apes*. London: Arnold.

Mitchell, S.A. (2005). *Psychoanalyse als Dialog. Einfluss und Autonomie in der analytischen Beziehung*. Gießen: Psychosozial-Verlag.

Moeller, M.L. (2010). *Die Wahrheit beginnt zu zweit. Das Paar im Gespräch*. Reinbek bei Hamburg: Rowohlt.

Munich, R.L. (2016). Eine Verbindung von mentalisierungsgestützter Behandlung und herkömmlicher Psychotherapie zur Weiterentwicklung der gemeinsamen Basis und Förderung der Urheberschaft. In J.G. Allen & P. Fonagy (Hrsg.), *Mentalisierungsgestützte Therapie. Das MBT-Handbuch – Konzepte und Praxis* (3. Auflage). Stuttgart: Klett-Cotta.

Murray, L. & Trevarthen, C. (1985). Emotional regulations of interactions between two-month-olds and their mothers. In T.M. Field & N.A. Fox (Hrsg.), *Social perception in infants* (S. 177–197). Norwood, NJ: Ablex.

Nyberg, V. & Hertzmann, L. (2014). Developing a mentalization-based treatment (MBT) for therapeutic intervention with couples (MBT-CT). Couple and Family. *Psychoanalysis, 4*, 116–135.

Oberlerchner, Herwig (2017). Bindung, Mentalisierung, Psychiatrie und Psychotherapie. *Psychotherapie Forum, 22*, 128–133.

Orlinsky, D.E. , Grawe, K. & Parks, B.K. (1994). Process and outcome in psychotherapy. In A.E. Bergin & S.L. Garfield (Hrsg.), *Handbook of psychotherapy and behaviour change* (4. Auflage) (S. 270–376). New York: Wiley & Sons.

Osofsky, J.D. (1992). Affektive development and early relationships: clinical implications. In J.W. Barron & D.L. Wolitzky (Hrsg.), Interfaces of psychoanalysis and psychology (S. 233–244). Washington: American Psychological Association.

Otto, G. (1992). Wahrnehmen, Erfahren, Erkennen. *Pädagogik, 2*, 6–7.

Papoušek, H. & Papoušek, M. (1999). Symbolbildung, Emotionsregulation und soziale Interaktion. In W. Friedlmeier & M. Holodynski (Hrsg.), *Emotionale Entwicklung: Funktion, Regulation und soziokultureller Kontext von Emotionen* (S. 135–155). Heidelberg, Berlin: Spektrum Akademischer Verlag.

Piegler, T. & Dümpelmann, M. (2016). Mentalisierung. In H. Böker, P. Hartwich & G. Northoff (Hrsg.), *Neuropsychodynamische Psychiatrie* (179–189). Heidelberg: Springer.

Plitt, H. (2013). *Intersubjektivität erleben. Musiktherapie als Chance für Borderline-Patienten*. Marburg: Tectum.

Plitt, H. (2014). Gewahrwerden von implizitem Beziehungswissen in der Musiktherapie. *Musiktherapeutische Umschau, 39*(4), 287–301.

Plitt, H. (2017a). Mentalisieren – ein musikalisches Drehbuch. In H. Gruber & R. Tüpker (Hrsg.), *Das Unspezifische ist das Spezifische. Zur Erfassung der Besonderheiten künstlerischer Therapien* (S. 159–185). Frankfurt am Main: Peter Lang.

Plitt, H. (2017b). Wenn du denkst ich denk, dann denkst du nur ich denk. Mentalisieren in der Paarberatung. *Blickpunkt EFL-Beratung, 38*, 40-52.

Plitt, H. (2019). Ein Plädoyer für Authentizität. *Musiktherapeutische Umschau, 40*(4), 373–382.

Plitt, H. (2019) Gestaltungsspielräume erweitern. Musiktherapeutische Methoden mit Paaren. In R. Tüpker (Hrsg.), *Spielräume der Musiktherapie* (S. 135–146). Wiesbaden: Reichert Verlag.

Portmann, A. (1965). Die Stellung des Menschen in der Natur. In F. Gesener (Hrsg.), *Handbuch der Biologie*. Band IX, zweiter Teil (S. 437–460). Konstanz: Athenaion.

Portmann, A. (1969). *Biologische Fragmente zu einer Lehre vom Menschen* (3. Auflage). Basel: Schwabe & Co. Verlag.

Rizolatti G. & Craighero L. (2004). The mirror-neuron system. *Annual Review of Neuroscience, 27*, 169–192.

Rosenberg, M. B. (2016). *Gewaltfreie Kommunikation. Eine Sprache des Lebens* (12. Auflage). Paderborn: Junfermann Verlag.

Rottländer, P. (2012). Impulse der mentalisierungsbasierten Familientherapie für die psychoanalytische Paar- und Familientherapie. *Psychoanalytische Familientherapie, 13*(2), 83–106.

Rottländer, P. (2015). Mentalisieren in der Paartherapie. *Psychoanalytische Familientherapie, 31*(2), 5–38.

Rottländer, P. (2020). *Mentalisieren mit Paaren*. (Reihe Mentalisieren in Klinik und Praxis). Stuttgart: Klett-Cotta.

Sachs, G. & Felsberger, H. (2013). Mentalisierungsbasierte Psychotherapie bei schizophrenen Psychosen. *Psychotherapeut, 58*(4), 339–343.

Sadler, L. S. , Slade, A. & Mayes, L. C. (2009). Das Baby bedenken. Mentalisierungsgestützte Erziehungsberatung. In J. G. Allen & P. Fonagy (Hrsg.), *Mentalisierugnsgestützte Therapie* (S. 450–458). Stuttgart: Klett-Cotta.

Schlippe, A. v. & Schweitzer, J. (2012). *Lehrbuch der systemischen Therapie und Beratung I. Das Grundlagenwissen*. Göttingen: Vandenhoeck & Ruprecht.

Schmidt-Atzert, L. (1996). *Lehrbuch der Emotionspsychologie*. Stuttgart, Berlin, Köln: Kohlhammer.

Schnarch, D. M. (1991). *Constructing the sexual crucible: An integration of sexual and marital therapy*. New York: Norton & Company.

Schneewind, K. A. & Wunderer, E. (2003). Prozessmodelle der Partnerschaftsentwicklung. In I. Grau & H.-W. Bierhoff (Hrsg.), *Sozialpsychologie der Partnerschaft* (S. 221–255). Springer: Berlin.

Schultz-Venrath, U. (2011). Mentalisierung. Alter Wein in neuen Schläuchen? *Psychotherapeut, 56*(1), 79–83.

Schultz-Venrath, U. (2013a). Mentalisierungsbasierte Gruppentherapie (MBGT) In U. Schultz-Venrath, *Lehrbuch Mentalisieren* (S. 201–223). Stuttgart: Klett-Cotta.

Schultz-Venrath, U. (2013b). *Lehrbuch Mentalisieren*. Psychotherapie wirksam gestalten. Stuttgart: Klett-Cotta.

Seiffge-Krenke, I. (2009). *Psychotherapie und Entwicklungspsychologie. Beziehungen: Herausforderungen, Ressourcen, Risiken*. Heidelberg: Springer Medizin Verlag.

Signerski-Krieger, J. (2018). *Sexualmedizin und Sexualtherapie*. Universitätsmedizin Göttingen. Unveröffentlichtes Manuskript.

Signerski-Krieger, J., Annen, S., Anderson-Schmidt, H, Plitt, H. & Wiltfang, J. (2015). Sexuelle Probleme, sexuelle Zufriedenheit und Lebenszufriedenheit bei Patientinnen und Patienten mit einer Borderline-Persönlichkeitsstörung. *Zeitschrift für Sexualforschung, 28*(02), 121–131.

Skårderud, F. (2007): Eating one's words. Part III. Mentalisation-based psychotherapy for anorexia nervosa – an outline for a treatment and training manual. *European Eating Disorders Review, 15*(5), 323–339.

Sperber, D., Clément, F., Heintz, C., Mascaro, O., Mercier, H., Origgi, G. & Wilson, D. (2010). Epistemic vigilance. *Mind & Language, 25*(4), 359–393.

Staun, L., Kessler H. Buchheim A., Kächele H. & Taubner S. (2011). Mentalisierung und chronische Depression. *Psychotherapeut, 55*, 299–305.

Stern, D.N. (1985). *The interpersonal world of the infant. A view from psychoanalysis and developmental psychology*. New York: Basic Books.

Stern, D.N. (1996). *Die Lebenserfahrung des Säuglings* (5. Auflage). Stuttgart: Klett-Cotta.

Stern, D.N. (2000). Das präsymbolische Denken beim Kleinkind. Einige Implikationen für die Psychotherapie. In H. Salvisberg, M. Stigler, V. Maxeiner (Hrsg.), *Erfahrung träumend zur Sprache bringen. Grundlagen und Wirkungsweisen der Katathym imaginativen Psychotherapie* (S. 101–114). Bern: Verlag Hans Huber.

Sydow, K.v. (2012): Bindung und Partnerschaft. Forschungsergebnisse und Implikationen für die Paar-und Einzeltherapie. In K.H. Brisch (Hrsg.), *Bindungen – Paare, Sexualität und Kinder* (S. 61–79). Stuttgart: Klett-Cotta.

Stegelmaier, S. (2018). Grundlagen der Bindungstheorie: In M.R. Textor & A. Bostelmann (Hrsg.), *Das Kita-Handbuch*. https://www.kindergartenpaedagogik.de/1722 (31.07.2018).

Stolorow, R.D., Brandchaft, B. & Atwood, G.E. (1996). *Psychoanalytische Behandlung: ein intersubjektiver Ansatz*. Frankfurt a.M.: Fischer Taschenbuch.

Taubner, S. (2015). *Konzept Mentalisieren. Eine Einführung in Forschung und Praxis*. Gießen: Psychosozial-Verlag.

Taubner, S., & Volkert, J. (2017). *Mentalisierungsbasierte Therapie für Adoleszente* (MBT-A). Göttingen: Vandenhoeck & Ruprecht.

Taubner, S., Schulze, C.I., Kessler, H., Buchheim, A., Kächele, H. & Staun, L. (2015). Veränderungen der mentalisierten Affektivität nach 24 Monaten analytischer Psychotherapie bei Patienten mit chronischer Depression. *Psychotherapie Forum, 20*(1–2), 20–28.

Taubner, S. & Sevecke, K. (2015). Kernmodell der Mentalisierungsbasierten Therapie. *Psychotherapeut, 60*(2), 169–184.

Trevarthen, C. (1979). Communication and Cooperation in Early Infancy: A Description of Primary Intersubjectivity. In M. Bullowa (Hrsg.), *Before Speech: The Beginning of Interpersonal Communication* (S. 321–347). Cambridge: Cambridge University Press.

Thadden, E. (2018). *Die berührungslose Gesellschaft*. München: C.H. Beck.

Thompson, J.M. & Tuch, R. (2013). The Stories We Tell Ourselves. Mentalizing Tales of Dating and Marriage. New York: Routledge.

Thurmaier, F., Engl, J. & Hahlweg, K. (1995). *Ehevorbereitung – Ein Partnerschaftliches Lernprogramm (EPL). Handbuch für ausgebildete Kursleiter*. München: Institut für Forschung und Ausbildung in Kommunikationstherapie.

Tomasello,M.(2002). *Die kulturelle Entwicklung des menschlichen Denkens. Zur Evolution der Kognition*. Frankfurt a.M.: Suhrkamp.

Twemlow, S.W. & Fonagy, P. (2009). Vom gewalterfüllten sozialen System zum mentalisierenden System. Ein Experiment in Schulen. In J.G. Allen & P. Fonagy (Hrsg.), *Mentalisierungsgestützte Therapie* (S. 399–421). Stuttgart: Klett Cotta.

Twemlow, S.W., Fonagy, P., & Sacco, F. (2005). A developmental approach to mentalizing communities. I. A model for social change. *Bulletin of the Menninger Clinic, 69*(4), 265–281.

Vermetten, E., Pain, C. & Lanius, R. (2010). *The impact of early life trauma on health and diseases*. Cambridge: University Press.

Wampold, B. E. (2001). *The great psychotherapy debate. Models, methods, and findings*. Mahwah, NJ: Lawrence Erlbaum Associates.

Weißl, R. (2011). Selbstevaluation in der EFL-Beratung. Bundesverband EFL-Beratung. Ein Projekt des Bundesverbandes Katholischer Ehe-, Familien- und Lebensberaterinnen, -berater e.V. Leitung: Rainer Weißl. http://www.bv-efl.de/dokumente/Selbstsevaluation.pdf (06.03.2019).

Willi, J. (1975). *Die Zweierbeziehung. Spannungsursachen – Störungsmuster – Klärungsbedarf – Lösungsmodelle. Analyse des unbewußten Zusammenspiels in Partnerwahl und Paarkonflikt. Das Kollusions-Konzept*. Reinbek bei Hamburg: Rowohlt.

Willi, J. (2007). *Die Kunst des gemeinsamen Wachsens. Ko-Evolution in Partnerschaft, Familie und Kultur*. Freiburg im Breisgau: Herder.

Willi, J. (2008). *Therapie der Zweierbeziehung. Einführung in die analytische Paartherapie, Anwendung des Kollusionskonzeptes, Beziehungsgestaltung im therapeutischen Dreieck*. Stuttgart: Klett-Cotta.

Wilson, D., Sperber, D. (2012). *Meaning and relevance*. Cambridge: University Press.

Winnicott, D. W. (1965). *Reifungsprozesse und fördernde Umwelt*. München: Kindler.

Wöller, W., Bernard, J., Kruse, J. & Albus, C. (2015). Spezielle psychotherapeutische Techniken bei Patienten mit Strukturpathologien. In W. Wöller & J. Kruse (Hrsg.), *Tiefenpsychologisch fundierte Psychotherapie. Basisbuch und Praxisleitfaden* (4. Auflage). Stuttgart: Schattauer.

Zanarini, M. C., Parachini, E. A. & Frankenburg, F. R. (2003). Sexual Relationship Difficulties Among Borderline Patients and Axis II Comparison Subjects. *The Journal of Nervous and Mental Disease, 191*, 479–482.

Zeifman, D. & Hazan, C. (2008). Pair bonds as attachments. Reevaluating the evidence. In J. Cassidy: *Handbook of attachment. Theory, research, and clinical applications* (2. Auflage) (S. 436–455). New York, London: Guilford.

Zurhorst, E.-M. (2004). *Liebe dich selbst, und es ist egal, wen du heiratest*. München: Goldmann.

Anthony W. Bateman, Peter Fonagy (Hg.)

Handbuch Mentalisieren

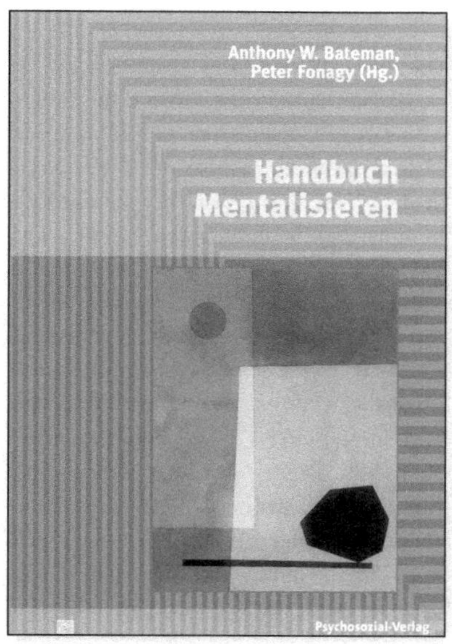

2015 · 641 Seiten · Hardcover
ISBN 978-3-8379-2283-7

»Mit diesem Meisterstück bieten uns Bateman und Fonagy einen brillanten, enorm hilfreichen Leitfaden[...], der schon jetzt als Klassiker für Anfänger und erfahrene Praktiker gelten kann.«

Arietta Slade, Ph.D., Professorin für Klinische Psychologie, New York

Mentalisieren bezeichnet die menschliche Fähigkeit, mentale Zustände wie Gedanken und Gefühle im eigenen Selbst und im anderen zu verstehen. Inzwischen hat sich die Mentalisierungstheorie als entwicklungspsychologisches und klinisch erfolgreiches Konzept etabliert. Die renommierten AutorInnen fassen das Mentalisieren als einen grundlegenden psychischen Prozess und erweitern seinen Anwendungsbereich auf verschiedene therapeutische Settings und eine Vielzahl unterschiedlicher Störungsbilder.

Im ersten Teil des Handbuchs wird die mentalisierungsbasierte Arbeit in der psychodynamischen Psychotherapie detailliert dargestellt. Der zweite Teil stellt effektive Behandlungstechniken vor, die auf die mentalisierende psychotherapeutische Bearbeitung schwerer Störungen zugeschnitten sind. Mit diesem Handbuch liegt nun die bislang umfassendste und systematischste Darstellung des Mentalisierungskonzepts und seiner klinischen Anwendung vor.